不只是孝順，我想好好陪您變老

解開照護枷鎖，心理師教你照顧父母之餘也能好好照顧自己

艾彼——著

推薦序——你不需要著急，因為艾彼會幫助你

才讀完前兩章而已，我心中就有股心情，有點緊張並帶點生氣（氣到拒接編輯催促寫序的電話）。緊張和生氣的來源都一樣，因為艾彼將個案寫得太真實了！我緊張的是難道你都不擔心會有相同情況的個人或家庭，在書店開架翻閱時一下子就立刻對號入座，產生極大的心裡翻動二次感傷。而且在解決方法上，艾彼採取跟你直球對決，這讓我生氣的點是——誰允許你這樣跟辛苦的照護者說話的啊？

但是，看到中後段後，我釋懷了（也煎熬太久了吧）。艾彼從方方面面，從照護者，從被照護者，甚至從「不照護者」切入。

從年長父母，從年輕小孩，還有從「不被期待的小孩」來看。

從承認失去，從生命任務，從關係失落來談。

從各種環環節節來讓我們看看（其實是艾彼讓我們藉機「窺視」其他人在平行時空裡

發生了什麼跟我家的情況有點類似的事情）。

以下我節錄的「刺耳金句」，你們可以看看我到底在緊張什麼。

——長照家庭中的代罪羔羊，許多時候都是病人的主要照護者，那個跳出來，掙扎著做出決定的人，得承受其他家族成員的情緒投射。

——你是不被期待的孩子嗎？

因為不被期待的孩子多半是在被父母對待的方式上受了傷。

——你真的只是太累而已嗎？你的身心過勞感受已經超過你能負荷的了。不要忘了，照顧者也會過勞。

——即使有負面情緒，也不能否定你的孝順。孝順可以以自己的方式進行。

——表面上，太太把工作辭去了理論上不用工作家庭兩頭燒，但對當時的太太而言卻更像是被臨時架上一個新的工作崗位，並且沒有任何職前訓練。

——大部分的人都希望時間能夠倒轉，能夠回復到本來的樣子。畢竟，許多人都認為：「如果承認，就代表這是真的！」但是，承認我已經失去了，是哀傷歷程中非常重要的一環。

——角色是相對的，當對角不存在時，我們的某個角色也就失去，卸下了。關係失落的議題，最終都會挑戰到自己是誰？活在世上的意義又是什麼？

很多人一聽到「心理師」就會沒來由的心生反感或畏懼，我一開始也是。後來我經由艾彼逐漸領會到，心理師不是要來證明「你心理有問題」，甚至是「你有病」。

每個人都有治癒自己的能力，但是我們都忘了，甚至不相信自己。而心理師像是你的教練，或像是園丁。一邊聽你說，一邊幫你雜草叢生的心田除草施肥，協助你找回自己站穩的根基，找回自己茁壯的力量，然後你才能——找回自己。

這本書就好像一間聚會的講堂，你不要急著去翻閱你以為跟你有直接相關的篇章。（你不需要著急，因為艾彼會點到你的）。你先在講堂裡找個舒服的位置坐下來，聽聽別人的故事，聽聽艾彼老師跟他們的對話。然後，很奇妙的，你就會鬆開了你的眉頭，和緊捏的雙手。

等一會兒艾彼老師來到你的面前時，你也就會放開了你的心胸。試試看跟著艾彼重新整理閱讀自己的故事，調整呼吸跟著艾彼來操作自己的「釋放程序」。

若你還是有點先入為主的成見，覺得心理師就是用一堆話術來說服你，你聰明得很呢才不會被這些「套路」給催眠……

那我給你看看書裡面有一段話，我覺得這可能是編輯沒注意到，甚至連艾彼自己都深陷其中忘了掩飾隱藏不能給你們知曉「心理師」的落入凡間……

——療癒不是代表你必須要立刻放下、和解。踏上療癒之路，也成為療癒人的工作者，我能夠免於受到過去的控制，做出真正屬於我的選擇。

看到這段你能不替艾彼老師的心理師形象緊張嗎？

但也因為看到這段，我一開始那一點生氣也消弭了。

多扶事業執行長　許佐夫

推薦序——照顧者，也需要被安撫

艾彼的書，書寫的是一個個不堪及不完美的人生。

因為不堪，所以人們不願直視及回首。

因為不完美，所以人們常常疏於準備。

畢竟每個人都想追求幸福的人生，但不完美的人生卻是常態，如何在生命的關口勇敢承接，大多數人都沒有準備。

或說，也不想準備。

但真的遇到了，只能手忙腳亂，狼狽上場。

所以謝謝艾彼寫了這本書，讓我們在上場前，可以多點勇氣。

看看四周的親友案例，是不是有許多人被「孝順」的道德枷鎖綁架？孝順不是不好，但照顧者（care-giver）本身也有情緒，也需要被安撫。但在台灣，情緒勒索的案子太多了。

常常，隱性的情緒勒索導致兩敗俱傷，照顧者及被照顧者都痛苦萬分。

摯愛親人人生的最後決定，誰有權力去下？做決定的人感到痛苦，如果有選擇，誰都不願意背負那個壓力或罪名。但不做決定，受苦的卻往往是長者。

仔細閱讀艾彼的書會發現，其實許多的情緒，背後都有經濟跟階級的因素。經濟狀況的差距，常常是負面情緒肇生的原因。而因經濟弱勢導致困於中下階層，面對長照議題時，手上的選項更少。因為無從選擇，導致心中產生怨懟、嫉妒、無力或悔恨。

身為一個外交人員，在閱讀艾彼的書時，感觸特別深。我們的工作屬性長年在外，外派的地方並非總是舒適的先進國家，家中長輩常常無法隨行。其實隨不隨行，都有不同的照顧及陪伴問題。長輩獨自待在台灣，我們在國外成天擔心長輩的健康安全，許多長輩基於疼愛小孩或者不願讓小孩擔心，總是報喜不報憂。等到有天真的出了大事生了大病，外交人員還在千里之外，鞭長莫及。但假如長輩跟著外交人員到了國外，也有不同課題得面對。人生地不熟，又有語言的隔閡，長輩即便跟著到了歐美國家，還是有適應的問題。

我派駐洛杉磯時，長輩飛過來幫忙照顧孫子，但一方面有難以避免的婆媳問題，一方面長輩在美國因為不會說英文也不會開車，變成每天只能關在家裡，連去超市買菜也沒辦法，這也造成情緒上的波動。

承認自己的脆弱，承認人身為人的脆弱，承認我們沒辦法讓每個愛我們的人都開心滿意，承認人性的不完美。也許，這是艾彼想告訴我們的話吧！

青年外交官　劉仕傑

作者序——所有人都缺乏了一個談話的契機

這不只是一本談論長期照護的書，更是一本談論家庭關係的書。我懇求書店，不要只把這本書定位在長期照護的領域，也能夠把這本書擺在家庭關係的區域裡。

三年前，出版社開始找我出書，但我始終找不到自己想耕耘的議題。直到二〇一七年初，我最敬愛的父親，一直寬容支持我至今的父親，經歷了一場不小的手術。

幾年之間，我看見家中長輩的衰老，也能預見自己在家庭中的身分即將轉變。同時我在心理師專業上所陪伴的家庭，巧合的都有類似的議題。

看著父母一天天老化，我們開始思索自己的老後。面對父母的老化，我們心裡頭有很多話想說。卻不知道從何說起，如何開始。

我們不想提。因為我們不想讓父母誤會我們提老後、死亡是在詛咒他，感覺很不孝。

我是家族治療師，經常會反過來思考。

父母難道不怕自己，會在不可逆的時間洪流裡，變得愈來愈老？愈來愈虛弱嗎？

父母當然害怕！只是他們不說。

一方面是不想讓孩子擔心，怕孩子聽不懂又強顏歡笑的安慰他。一方面是父母自己也不知道怎麼說。

父母與兒女彼此都為彼此顧慮，卻反而讓誤會更加嚴重。這大概是家庭治療現場，看到最大的悲劇。

你有沒有發現，其實無論是父母或是子女，我們都好難開口談老化、談生病、談老後的照護、談失智、談死亡、道歉、道謝、道愛……在人生終點前，還有好多好重要的事情，我們都想說。

但我發現，所有人都缺乏了一個能說的契機！

這本書對我來說，不只是案例、分析和實作。

我特意放入了很多我身為兒女，想和父母親討論，卻又開不了口的話語和話題。我想對父母說的心裡話都放在裡面。

身為兒女，我們是如此的顧念他們。不只是孝順，是——我想好好陪您變老！

如果你和我一樣，對逐漸老邁的父母有很多糾結矛盾，有很多話想對父母說卻說不出口。

如果您和我的父母親一樣，對老後有很多的擔憂，有很多話想跟兒女說，到了嘴邊卻又吞回去。

我期待這本書，能夠成為你們彼此開啟談話的契機。也許只是故意放在餐桌上，讓對方好奇拿起來瞧瞧，順勢開啟話題。

我出這本書的用意，是希望讓家人間開始談論老化、生病、老後照護、失智、死亡、道歉、道謝、道愛……等等的話題時，不再像過往那麼沈重與困難。透過這本書，我想和你們一起做一些事！一些能夠影響人、影響社會的事，你能允許我這麼做嗎？

艾彼 心理師 寫於二〇一八年 冬至

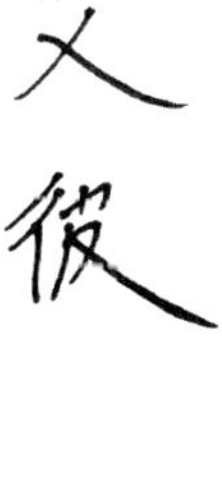

目錄

CHAPTER 03

讓父母好心情，你也能充滿陽光

CHAPTER 04

面對親人的逝去，別讓自己也跟著消失

CHAPTER 01

當你成為一個照顧者

當曾經可以保護你的父母，
是家中支柱的伴侶，成了需要照顧的人。
一夜之間，你成了照顧者，成了整個家庭的關鍵人物。
別忘了，你也需要支持，也需要照顧。

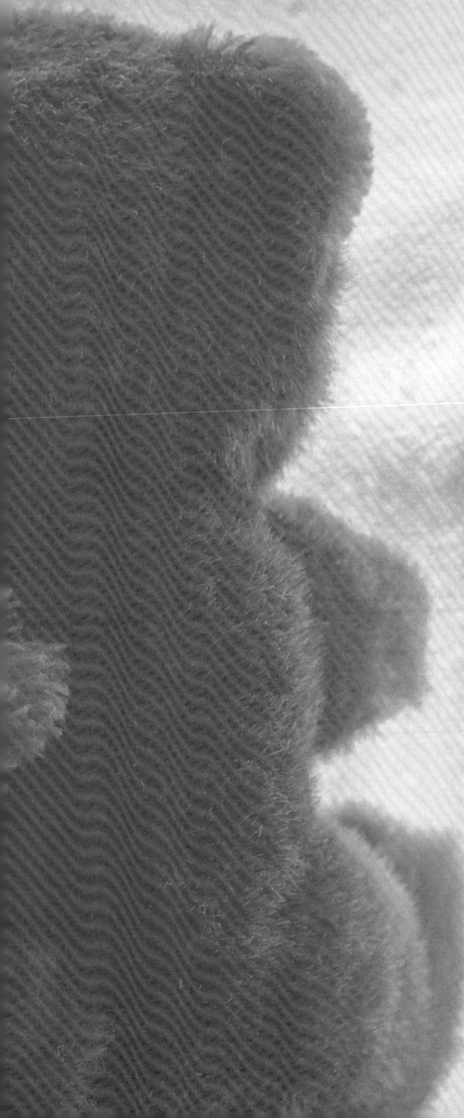

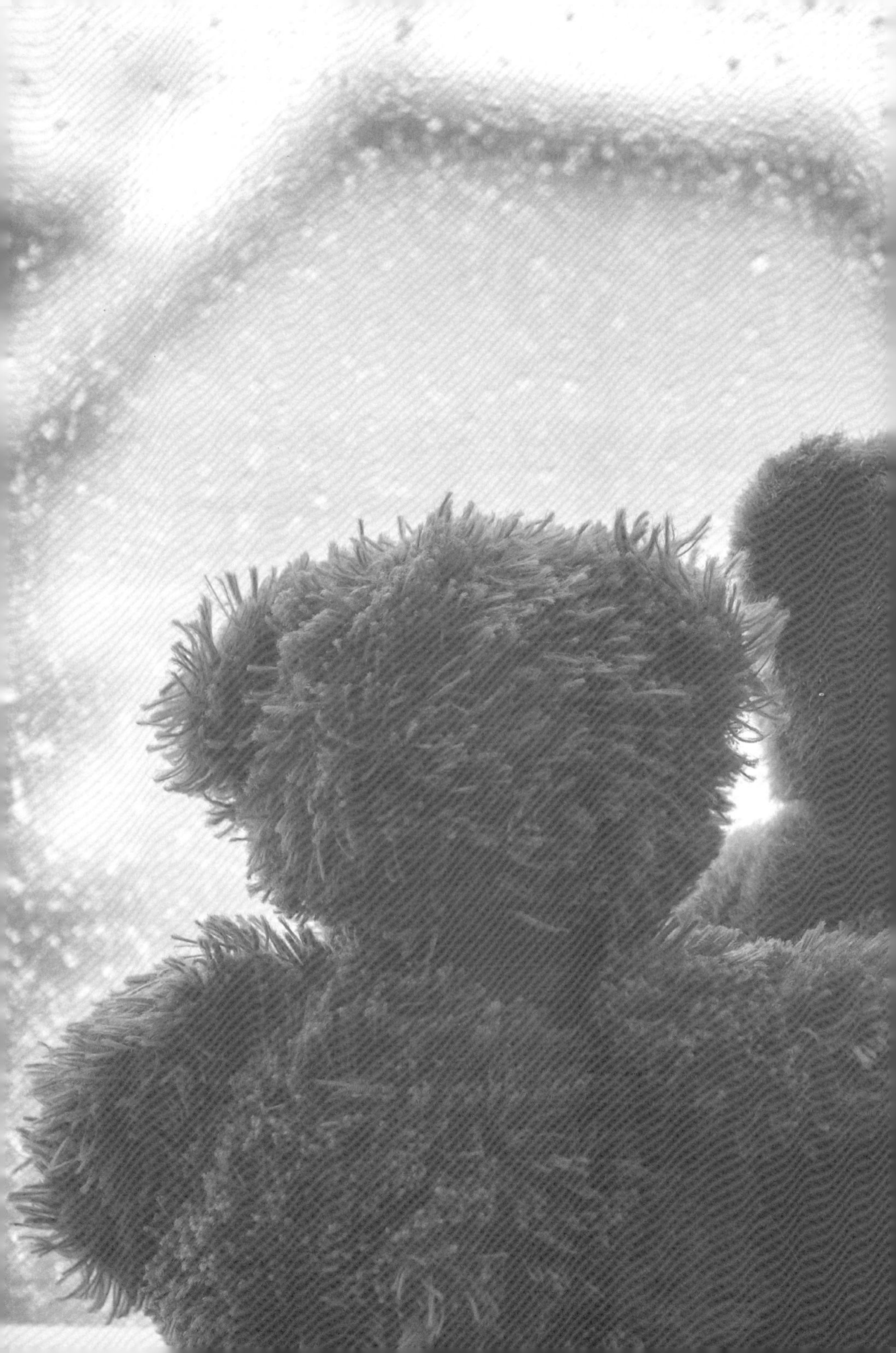

當雙親都需要照顧時，家中長子的兩難

當家裡的雙親都因病倒下，年輕的子女們必須在一夜之間，扛起所有的照顧責任，何止兩難……

聽過的故事裡，這一段讓人最掛心。凱文的母親長年被嚴重的思覺失調症（亦即舊稱的精神分裂症）所苦，長期以來情緒、行為失控，就連生活也無法自理。甚至，就連在家也無法安穩待著，有酗酒問題的母親，更曾經在發作時跑到外頭去喝得爛醉，就躺在路邊。那一次，全家人遍尋不著，最後是透過警方協助才將母親帶回家。

照顧母親與家裡的重擔，一直都是由父親扛下，好讓三個孩子得以在學業與工作上打拚，父親近來因身體不適就醫，住院檢查才發現竟然是惡性腫瘤末期。緊接著照顧雙親的責任、醫療支出等等的家庭重擔，一夕間移轉到碩士畢業、在台灣前五十大企業工作的長子凱文

的身上，他要面對的是接連而來的，令人措手不及的問題。

「爸爸癌末醫療要做到什麼程度？最壞的打算下，要放棄急救嗎？」

「那媽媽該怎麼照顧？要將媽媽送往療養院嗎？或是日間病房？輪流照顧？看護照顧？費用怎麼分擔？媽媽的意思和大家不同時，又該怎麼辦？」

他苦惱的表情，彷彿在問，誰能來幫我做這些痛苦的決定。當真正扛下時，才知道父親肩上的重擔那麼重。

此外，還因為母親生病的關係，早期經常打擾其他親戚，不堪其擾的親戚自然也會和他們疏遠，其他的親戚更是鮮少往來。面對雙親的照顧問題，能商討的只有出嫁的大妹，還有年紀尚輕，靠打工自付學費的小妹。凱文皺著眉說：「每次討論都沒有結論，為這些事情不知道爭吵了幾次。」

「小妹跟我同一國，我們都希望媽媽至少能到日間病房接受照顧。大妹跟媽媽同一國，希望媽媽能在家裡，但大妹也不是天天能來照顧媽媽的人，說這些有什麼意義？」

「爸爸的事情更是，我也希望給爸爸更好的醫療，薪水就這麼有限，能做的好少。每次看見爸爸受折磨的模樣，就覺得不忍心再看他受苦，是不是真的要放手？我只是這樣說，兩個妹妹就聯合起來罵我不孝。這些事媽媽又都作不了主。」

家人的情感聯結，被疾病衍生來的照顧決定給撕裂了。長子，二十六歲。這樣的年紀，這樣的照顧重量，要他承擔。重嗎？其實，關乎醫療、關乎生命，沒有不重的。只是這樣的重量，在家中能不能一起被分擔？或是，在家中發生時，手足之間仍將無可避免地陷入紛爭？

主要照顧者的為難，只有自己懂

可以預期，凱文將要扛起的不是只有照顧的責任，還有困境中要做決定的心理壓力與罪咎感。

「是不是把媽媽送到日間病房、養護中心，就真的是不孝子？是不是要同意爸爸放棄急救的決定呢？到底什麼是孝，什麼是不孝？我要看著他繼續受苦嗎？」

更辛苦的地方是，其他家人也同在經歷家人生病的哀傷。許多時候哀傷非常龐大，家族成員不一定有成熟的心理狀態來處理這些負面情緒。反而會讓家族中持相反意見的成員，無意識地找一頭代罪羔羊來投射他們的心情。使其他非主要照顧者的家庭成員，對主要照顧者，予以嚴厲的指責，甚至套上不孝的控訴。

長照家庭中的代罪羔羊，許多時候都是病人的主要照顧者，那個跳出來、掙扎著做出決定的人，得承受其他家族成員的情緒投射，包括：對親人罹病的哀傷、無法給出更多的無奈、對老天的憤怒等等情緒。

父母照顧問題，與手足間的矛盾

在凱文一家的手足中，大妹在理性上明白母親的狀況，白天最好可以有更專業的照顧，否則長期來看，對媽媽是沒有幫助的，甚至也會讓媽媽因失控的行為惹上更多麻煩。但情感上，大妹卻仍舊敵不過家庭相處的經驗，她知道媽媽不喜歡日間病房的氣氛、不喜歡和日間病房其他病患的相處，便將此情緒內化為自己的，認為自己也不要媽媽接受這樣的待遇。

這多半是因為每個子女與父母親相處的經驗不同，在我的眼中便是與父母親相處的共享環境與非共享環境的經驗差異，造成每個孩子與父母親情感的緊密與疏離程度。共享環境是指，手足長大時共同享有的條件，比如同住一個屋簷下，同有一對父母。非共享環境，以凱文的家庭來看，成長過程中大妹得到母親更多的關注和疼愛，她記得母親慈愛的樣子，比起哥哥和妹妹多。所以爭執時除了觀念上的反對，也會在心理上做出媽媽比較喜歡的照顧選擇。

家人間沒有共識、意見不合而爭吵，是許多需要長期照護的家庭中熟悉景象。隨著時間流逝，爭吵的問題可能一點進展也沒有，病人的病程卻持續不斷地演進，到後來狀況變得愈來愈棘手難解，爭吵也日趨激烈。

家庭愈來愈封閉，更是一大隱憂

有特殊身心障礙者的家庭，經常會逐漸成為一個封閉系統。意思是，家庭因為自己覺得羞赧、認為家醜不可外揚而不與其他家庭往來。所指的其他家庭，不光只有大家族系統中兄弟姊妹各自組成的核心家庭，還包括其他社會上可以接觸到的各類型家庭。主因是害怕會被批評，或是擔心造成界線模糊的情況，寧可犧牲與外界聯繫的機會。

長久來看，這樣的模式絕對是不好的。單一家庭遭遇危機、遭遇外界衝擊時，都需要復原的力量。復原的力量，一方面靠的是家庭內部的調適能力，另一方面則是家庭外部的支援與支持。家庭就跟人一樣，會需要實質上的經濟援助，也會需要心理的支持。一個封閉的家庭，遭遇壓力時，回應壓力時，若只能靠內部成員來支撐，沒有足夠的外在支持，走下去會很辛苦。

如果凱文的家庭，能夠保持與外在聯繫的能力，就能在必要時刻拉入相關支援，來協助度過家庭危機。等到家庭能夠回歸穩定、持續的前進時，就能夠減少來自外部的資源，讓家庭以自己的動力運作下去。

別停滯在爭吵，需凝聚共識

家族成員在面對重症、長照的醫療照護決定時，需要更團結面對，而不是停滯在爭吵的關鍵在——家族成員是否能事先討論，達成初步共識。

其實日常生活中，本就該找個時間好好聊聊對於疾病與照顧的想法。建議從以下三種方式，讓家族成員有更多溝通、對話、了解的機會，當疾病或意外發生時，我們能有足夠的力量去面對它，而不被它擊垮。

方法一：從他人的故事裡，製造談話契機

直接談論疾病、失能、老化、死亡，在許多華人家庭內都是禁忌，以至於加深了親人間達成共識的難度。

建議你，可以嘗試用間接、輕鬆的方式來降低直接討論的困難，比方運用電影、書籍、新聞時事等，藉由討論一個虛擬的主角或故事來間接了解家人對長期照護、醫療決定的期待。

特別提醒，不是只有家中長輩才有長期照護的可能，年輕的生命也可能因為意外而需提早面對。因此，最好能全家人一起進行討論，不需要有特定的目標對象，而是大家輪流表達想法。

方法二：現在開始計畫，整理可用資源

通常需要長期照顧的家庭，也需要穩定和持續的經濟來源，照顧者必須將上班時間、休息時間扣除，列出可利用的時間，好與其他家人、看護協調。其他的家人，也需要將目前家庭成員的保險、可動用的存款、社會資源皆列成清單，資源清單中也必須包含家庭其他成員的可動用時間。

以清單作為討論依據，商討家庭成員對長期照顧的期待，是否能在現有資源下達成？若是不行，又該怎麼做出妥協？替需要照顧的家人，做出最好的照顧安排。

方法三：請當事人賦予代理者權力

在討論中，也必須事先決定，家族成員中除了當事人外，誰有權力做出最後決定？他的權力又是從何而來？如果可以，最好也請求當事人在全體家庭成員面前直接授權給這位代理者。代理者有時不一定是家屬，也可能是律師。賦予代理者權力，可以避免當事人無法表述時，卡在僵局中，而延誤醫療照護決定。

提前充分討論可用資源，做出暫時的決定，並保留彈性。似乎比起當事人有天無法完整表達時，需要由其他家人代替他決定時更容易一些。畢竟大家只是假想，如果那天來了，我們該怎麼辦？而非現實就在眼前，逼的所有人不能逃跑，只得面對。做出決定，對誰都一樣艱難。這艱難的時刻，更需要家族成員間彼此緊密連結，此時，也是家族成員最需要彼此訴說與聆聽的時候。

許多疾病、意外是突然襲來的，提前討論，更能夠幫助家人間做好預備。比起家庭成員在一夕間同時被迫改變生活型態、面對心理衝擊，還要在極短的時間內達成照顧共識、做出決定，提前討論顯然會讓我們在面對時容易的多。

如果在我掛心的故事裡，長子、大妹、小妹與父母，都能夠在現實來臨前，了解彼此的主觀期待，也許每個家族成員，做決定時都能不那麼孤獨，或只能被動地決定了。

給照顧者的話

照顧的工作，邀請家人一起參與

當家中有著需要長期照顧的長者時，不管情況如何，都要和家人一起團結面對，不要總是陷入爭吵中，達成共識才能讓往後的照顧之路更美好。可依照以下的方法，來讓你的家庭凝聚共識。

1．從他人的故事裡，了解家人的看法

以間接、輕鬆的方式來降低直接討論的困難，比方運用電影、書籍、新聞時事等，藉由討論一個虛擬的主角或故事間接了解家人對長期照護、醫療決定的期待。

2．現在開始整理可用資源

通常需要長期照顧的家庭，也需要穩定和持續的經濟來源，照顧者必須將上班時間、休息時間扣除，列出可利用的時間。其他的家人，也需要將目前家庭成員的保險、可動用的存款、社會資源皆列成清單，資源清單中也必須包含家庭其他成員的可動用的時間。

3．請當事人賦予代理者權力

在討論中，也必須事先決定，家族成員中除了當事人外，誰有權力做出最後決定？他的權力又是從何而來？如果可以，最好也請求當事人在全體家庭成員面前直接授權給這位代理者。代理者有時不一定是家屬，也可能是律師。賦予代理者權力，可以避免當事人無法表述時，卡在僵局中延誤醫療照護決定。

父母沒照顧我，我為什麼要照顧他？

在爺爺奶奶身邊長大的孩子，回到親生父母身邊時，已經要面對諸多的適應，再加上父母需要自己照顧時，心中難免出現疑問與怨懟。

玲君童年的記憶都和祖父母有關，因為，自她有記憶以來，童年的生活都和祖父母一起度過，直到國中才回到父母居住的城市求學。

「開設計公司的爸爸媽媽忙不過來，就想把我送回去鄉下和爺爺奶奶住一陣子。聽他們說本來只打算讓我待到幼稚園，沒想到那時候公司財務又有些狀況，他們不放心接我回家，就把我一直留在那裡。」

玲君和哥哥、姊姊分別差了十九歲、十六歲，她沒有與手足的童年回憶。相反的，她的童年回憶是跟祖父母在一起。這種現象為假性孤兒。意指父母都在，並非沒有履行照顧職責，只是孩子覺得父母只願意提供經濟上的支持，卻沒有情感上的連結。但我還想說，玲君不只是假性孤兒，更像是一個「不被期待的孩子」。就好像父母不曾期待她的出生。一直以來，玲君被對待的方式，就好像她的存在是多餘的、是災難。多年來玲君一直在自問這幾個問題，卻得不到答案。

「如果我不是多餘的，為什麼我一出生，爸爸媽媽就把我送走呢？」

「如果我不是災難，為什麼我一出生，爸媽的財務狀況就不好呢？」

子女的眼睛，一直都是留意著父母親動向的，並且用自己小小的腦袋去解釋父母的世界。這個就是玲君得到的結論——我是多餘的，我是災難。

「我還記得小六畢業的那個暑假，爸爸媽媽來接我回去，我實在好不想走，想到爺爺奶奶我就覺得好心酸。他們真的很疼我，不會要求我什麼，我每天回家，都是很有愛的環境……」

「上了國中以後，搬回城市與父母同住，父母當時財務狀況改善了，這也意味著父母雖然不用花時間擔心金錢的周轉，卻反而需要投入更多時間在應付客戶百百種的需求上。」

父母親投入事業，對玲君的教育和養育，一律都採外包制。教育部分給家教老師取代，哪一科不好就先請家教老師來協助，期中期末考就是驗收的時候。要是玲君的表現不佳，就再增加時數。養育部分幾乎是更輕省了，反正玲君夠大了，餓了可以自己買外食回家吃，不餓就自己決定吃不吃，父母用給錢的方式取代陪伴，畢竟對玲君的父母而言，也已經不是幼兒了不需要時時刻刻盯著餵食。

國小的玲君來自一個無憂無慮、不需要靠表現來換取愛的安全環境，國中時期這種安全環境突然被抽換成為達標才能換愛的環境。無怪乎玲君與父母在一起的記憶，都是很有目標性的。玲君需要達到某些標準才能夠感覺被父母肯定，其他時候自己只有被貶低、被忽略的份。對玲君而言，父母都是缺席的，並不參與她的日常生活，無論是喜是悲。

玲君，是孤單長大的孩子。雖然祖父母曾經給過她一個溫暖有愛的環境，玲君也覺得祖父母比真正的父母還像親生的父母。但必須要澄清的是，祖父母取代的是原生父母的教養功能，並非取代父母親的位置。父母親的位份，在家族系統上象徵的意義，並不是任何其他家庭成員可以取代的。

不被期待的孩子，終其一生要克服的議題會是——我的存在，是有價值的嗎？會不會我從出生那一刻起，就是個錯誤？不，會不會從受孕那一刻起，就是個錯誤呢？

家庭變化，使家庭裡的衝突更加明顯

與玲君談話幾次後，我們談到幾年前玲君爺爺奶奶都相繼過世的時期。玲君說兩次自己都在爺爺奶奶病床前守護到最後一刻。她和爺爺奶奶的關係與情感，自然比其他兄姐更為深厚，甚至比對親生父母親還親密。

「我覺得爺爺奶奶還比較像我爸爸媽媽，和他們在一起的記憶都很美好……我希望他們可以平安地離去，沒有牽掛，他們知道我很好就好了！」

說到這裡，玲君的眼淚撲撲簌簌地掉下來。她對爺爺奶奶的思念之情，明顯比對父母親的牽掛更多，即使爺爺奶奶已經過世這麼多年，回想起來仍然無法抑制地掉下眼淚。

家庭的變卦，還不只是這樣。最近玲君的母親摔傷了，家人意外地發現媽媽有早發性失智的症狀。而父親因為有慢性病，加上年邁行動不變，在自己也需要協助的情形下，更難提供太太身體上或心理上的支持，所以照顧這件事，就落到玲君身上了。

對玲君而言，祖父母的相繼去世等於是逼迫玲君面對內心最深層的感受：「我是被拋下的」、「我是被不要的」。一開始讓玲君有這種感覺的人，是她的父母。在祖父母過世後，這種感覺又再次被勾起。而且這次，玲君再也無法探望祖父母、陪伴祖父母，同時玲君也代表著要被迫要終止潛意識裡的想像：「愛我的祖父母才是我的親生父母親，有祖父母的愛就可以了！我不需要親生父母！」還有從這個想像中衍生出其他的想法：「我只需要聽祖父母的話，孝敬祖父母就好。不需要理會我的親生父母親，因為他們也不曾理過我！」

因為家庭變化，再次提醒玲君家庭系統裡最關鍵的衝突——即使再親近，我也不是祖父母的小孩，而是我父母親的小孩——如果父母親過去表現的一點也不愛我，甚至沒有盡到父母親教養的責任，那麼我需要只因為他們在家庭系統中的位份來愛他們嗎？他們現在對我的依賴，是可以被我接受的嗎？我需要孝順他們，也對他們好嗎？

玲君的內在衝突，到這裡還沒告一段落。別忘了，這個家裡還有兩個更年長的哥哥姊姊。

「為什麼不是被父母留在身邊的哥哥姊姊來孝順爸媽呢？」

「為什麼是我這個被送走的孩子要孝順爸媽呢？」

玲君抿了一下嘴唇，深吸一口氣接著說：

「我年紀最小，哥哥姊姊已經成家，兩個人工作有成就又繁忙。而我，工作也才不久，加上有照顧爺爺奶奶的經驗，他們就覺得我，理所當然是可以照顧爸爸媽媽的人……」

照顧父母親，為什麼是我，不是你

在玲君的想像裡，自己是被送走的，所以父母一定是比較疼愛哥哥姊姊。但哥哥姊姊的想法呢？他們也可能覺得玲君被送走是因為父母希望她有一個快樂成長的童年？父母想把妹妹留在身邊照顧自己，其實是更加偏愛這個小妹妹？為什麼這個妹妹沒有和父母相處幾年，卻能獲得那麼多的相處時間？會不會哥哥姊姊反而認為玲君擁有了更多父母親的偏愛呢？

「爸爸媽媽從來沒照顧過我，為什麼我要照顧他們？我心裡的爸爸媽媽就只有爺爺奶奶，為什麼哥哥姊姊明明和爸爸媽媽比較好，卻是我要照顧他們？」

不被期待的孩子如此憤慨的底下，隱藏著非常失落的心情。這種失落，來自於過往沒有被父母好好對待。你覺得父母只是生了你，卻沒有花時間養育你，你的成長是孤單的，沒有父母可以讓你依靠、有事可以討論的感覺。

甚至有時候父母的角色是去批判、打壓你，造成你更多的情緒負擔。當有手足受到的待遇和你不同的時候，在你心裡就開始出現更多憤恨不平，認為父母偏心、根本不愛自己。可是竟然有一天，事情發展急轉而下，過往沒有照顧過你的人，你卻要花時間、心力甚至金錢來照顧他。

對於不被期待的孩子在而言，需要練習的是，在家庭裡先看見自己存在的價值，賦予自己存在的意義。處理好了內心的失落感，再來談孝順。

不被期待的孩子，請你這樣做

首先，面對內心的失落感，自己是不是不被期待的成員這個問題，必須先獲得解決。建議你可以去採訪家中的每位成員，或是輕鬆地聊聊。可以從兄弟姊妹，或是親族中其他長輩開始。了解他們怎麼看待你在家裡的位置，你出生的時候，父母親的處境如何。他們正忙於自己的事業嗎？他們的婚姻品質怎麼樣？你出生後改變了什麼事嗎？

因為不被期待的孩子多半是在被父母對待的方式上受了傷，又太過站在一個孩子的立場去思考，才會在成年以後仍然留有父母不愛我的感受。然而也很有可能兄姐看待她不與父母同住的童年，是羨慕的。以玲君的例子來說，兄姐甚至可能羨慕小妹不需要煩惱賺錢的事情，只需要照顧好爸媽即可。這些讓當事人覺得很困擾的出生序、很受傷的早年經驗，在其他家族成員的眼中看來可能根本是一個資源或優勢。若聽聽家族裡其他人的想法，慢慢地可以逐漸改變你對自己、在家中重要性的看法，修正父母不期待我出生的想法。

等你準備好的時候，再去訪問自己的父母親，聽聽爸爸媽媽怎麼說，很有可能會發現和過去認知的一切，有很大的不同。也許，那份失落感就獲得釋放了。

給照顧者的話

你是不被期待的孩子嗎？

覺得自己是不被期待的孩子嗎？判斷的指標如下，勾選愈多代表你愈有此傾向。如果你打勾的數量較多，還請記得按照前面的練習，好好修復自己心中的失落感，重新讓自己在家中更有自信。

- ☐ 經常覺得「如果我沒有出生就好了！」
- ☐ 「父母親如此不快樂，我是個災難吧？」
- ☐ 認為父母的不幸都是因我而起。
- ☐ 童年曾經懷疑過「我不是父母親親生的小孩吧？」
- ☐ 需要支持的時候，我不會找父母談心。

□ 需要假扮成另一個人，父母才會喜歡我。

□ 童年時曾經因為某些原因長期住在其他親戚家。

□ 曾經覺得某個親戚更像自己的親生爸媽。

□ 覺得父母總是不了解你，再怎麼努力，都無法溝通。

□ 覺得父母跟我不親，他們總是站得遠遠的。

□ 覺得父母只關心我錢夠不夠用，從沒關心過我內心的感覺。

□ 有時會對父母憤怒，認為「不教也不養，只把我生出來，沒資格當我的爸媽！」

□ 莫名有被比較的壓力，即使沒有人明白的這麼說，你仍然這麼感覺。

□ 內心裡感覺就算獲得再高的成就，父母也都只會潑我冷水。

□ 在關鍵時刻，心底會冒出一個聲音否定自己。

孝順的道德枷鎖，讓你身心耗竭了嗎？

孝順，是要求、強求不來的，那必須是發自內心，對於需要照顧的長者，願意貢獻一己之力的動念。

關雯的先生目前長期派駐在廈門工作，每三個月回來兩週。先生外派後，沒想到婆婆得了失智症，目前她已經辭去工作，全心照顧失智的婆婆一段時間了，現在的她看起來非常疲憊，她緩緩地從先生決定接受外派說起……

「記得結婚大概六年左右的時候吧，我大女兒才剛滿四歲，老公回來面色很凝重。我看他狀況不對，也沒主動問他什麼，兩個人哄女兒上床睡覺，又陪婆婆看了一下電視，他一直沈默寡言。忍到終於剩下我們兩個人，準備熄掉客廳的燈休息時，他才抓著我的手吞吞吐吐地說他被外派的事情。」

關雯的老公出自單親家庭，由媽媽單獨養大。社會歷練豐富、閱人眼光精準的她，結婚之前就覺察出這樣的家庭動力，也清楚知道自己只要嫁給他，就必須也當孝順的媳婦，和老公同盡孝道，照顧婆婆絕對是義務，也明白與婆婆同住一定是兩人結婚的必要條件，

「那時我朋友都佩服我太勇敢，因為她們沒有人敢嫁這樣的老公！不過，住在一起誰能沒有摩擦？我就是學習和婆婆相處囉。老公外派前，我和婆婆算是相處起來蠻自在了，老公駐外的這幾年，我還真的挺感謝婆婆的……」

原來關雯的婆婆尚未失智前，不只能夠自理，還能幫忙照顧兩個女兒，幫忙接送女兒上下課、準備餐點……老公派駐廈門以來，婆婆都樂意協助，她才因此能在秘書工作與家庭照顧之間找到一點喘息的機會。可是現在婆婆失智了，老公既是獨子卻不在台灣，她理所當然成了照顧婆婆的不二人選。雖然說嘴上說著理所當然，不過她自己心裡知道，並不完全是這樣的。

她的先生在得知母親出現失智前兆時，曾經飛回台灣一起去找養護中心。果然當晚和先生開車回家的路上，先生對她說：「老婆……我薪資上還可以過得去……養護中心不是不好，

我只是不想讓媽媽在那樣的環境老去，太孤單了……我們可以讓媽媽在家裡嗎？」她形容當下，先生已經哽咽到不行，必須把車停在路邊直到心情平復。

關雯一言不發的陪著，直到老公心情平靜下來和他換手開車，路上才聊起一些應該讓誰來照顧媽媽的細節。先生希望她把工作辭了，在家全天候看護婆婆。沒想到這次雖然已經做好了心理準備。決心一個人擔起照顧婆婆、照顧孩子的責任，長期照護失智婆婆的這條孝順之路，卻無比艱辛。

她一直以為自己都應付得很不錯，只是直到最近出現失眠、情緒失控暴怒暴哭……她才驚覺：「事情不對了」，必須尋求幫助，否則，可能不只是傷害了自己，也可能傷害了婆婆。

不要忘了，照顧者也會過勞

過勞，不只會出現在職場，在照顧者身上也經常發生。當發現肩負照顧責任的自己開始出現容易感到心情低落、煩躁、易怒、無助無望，身體也開始出現狀況，例如：容易感冒不適、容易疲憊，甚至休息也無法恢復等等身心失調的狀況，很有可能就是過勞了。

當我們認識到照顧者也會有過勞症狀時，你將會發現無法再用同樣的眼光看待虐老、弒親等新聞，你便不會輕易地說出不孝二字，而是嘗試去理解照顧關係中的糾結。

首先，照顧是一個不斷付出、燃燒自己為別人的行動。再怎麼有愛的人，當他的焦點一直往外，卻忘了自己也是個「人」時，也都會有耗盡的一天。人和機器最大的差別，就在我們是血肉之軀，會累、會想休息、會脆弱，會需要正向支持、會需要別人有好的回應。

但照顧年長者和照顧孩子比較起來吃力的多。就拿體重來說，年幼的孩子比較輕，你抱得動他；攙扶年長者、背、抱都會花上更大的力氣。孩子的意志或控制權還沒有發展完全，但年長者，有自己的脾氣，尤其在身心開始退化後，最無法放棄的最後一道防線，似乎就剩這樣的意志和控制權了。

每次照顧都像是一場意志的拔河，這已經不只孝不孝順的問題。何況在照顧現場，單純只有孝順根本無法確保照顧者可以完全掌控照顧狀況，愈是孝順的人在中間愈是為難，既想讓父母做決定，又想站在事實替父母考量。

一個人走這條路，是漫長且辛苦的，
但你並不孤單。

其次是無助感，成年子女身為照顧者看著父母親逐漸變得虛弱。心裡明瞭老化歷程是不可逆的，父母身心狀態不會變好，只會每況愈下。這樣的感覺會造成照顧者在心理上認為自己付出的沒有意義，即使投注再多心力、精神與時間都無法讓父母親的狀態變好，自然也會無法從照顧父母的任務中獲得成就感、希望感。當沒有人理解你內在慌張的無助，反而要求你應該孝順時，執行照顧者的任務會變的更加困難。

各種標籤，是照顧者的緊箍咒

任意將照顧者貼上不孝這類標籤，更可能成為重軛勒住照顧者的脖子，不能表達自己的挫折、痛苦、憤怒、想休息，以及想被照顧的心理需求。這些人們平常就覺得難以開口的感受與想法，在長照家庭中，更容易使照顧者覺得有這些感受是不對的，反而加深了內心的愧疚感與罪惡感。

不論是經濟考量被迫做出自行居家照顧的決定，亦或是自願承擔照顧者的責任，未曾受過專業訓練的照顧者，都只能邊摸索邊學習，可能在照顧的過程中感受到挫折，或是引發過勞症狀。也許這些隱忍的照顧者、失控出手的照顧者並非不孝，而是因為照顧者太過用力想要做到孝順，反而讓自己太快耗竭。

如果你也是這樣的照顧者，害怕做不到世人眼中的孝順，覺得必須加倍努力？害怕被說不孝，默默忍耐積壓所有情緒？請你對自己寬容，因為你是被照顧者最至親的人，你們中間一定曾發生過不足為外人道的事件，讓你在照顧的時刻無法客觀地抽離去看待，眼前這個曾經善待或惡待你的親人，又無法斷了照顧關係，你的挫折與負面情緒也是因此而來。

若不能有人協助安心地述說情緒，直接對所照顧的對象傾瀉的狀況也是必然。他們是情緒的源頭，對他們發作看似找對人，卻會讓處境更無法收拾。別忘了偶爾的失控，並非不孝，只是你忘記了照顧者必須先照顧自己，身心皆然。而如果你不知道如何自我照顧、排解情緒，請你一定要記得求助於專業資源，不論是個別諮商或是支持團體，相信所有的專業都樂於在此時供給你所需。

請你也照顧好自己

一個人走這條路，是漫長且辛苦的，
但你並不孤單。

照顧自己不單單只是要自己去泡個澡、吃好睡好、多休息這樣簡單的生理滿足。而是，原諒自己是一個凡人、是照顧者的親人，你能做得並不多；而是，接受自己的確會在照顧關係中，被挑起最脆弱的情感，會憤怒、會哀傷、會自責、會愧疚與罪惡；而是，你知道過去發生的種種事件，讓你與受照顧者的關係只能停留在這，無法前進，可能也很難修復，然後為此哀悼……這類心理上的追尋，是照顧者最漫長的修煉。

尤其媳婦在照顧者的角色上又和單純只是親子關係、血緣關係的兒女照顧者不太相同。媳婦是基於法律而成的身分角色，也是一個只要解除婚約關係，就能解除的身分角色。在這類角色上，心情多半不是無奈，而是容易升起覺得被虧待、覺得不公平的心情。

即使有負面情緒，也不能否定你的孝順

首先，請妳照顧自己的情緒。不要因為覺得被虧待、不公平，而感受到愧疚，或自我苛責。這是很正常的情緒，因為妳和受照顧的人並沒有血緣關係。妳只是希望為他們多做一點，但是累著了自己，在這樣的狀態下，才出現這些負面的想法而已。

記住，即使有這些想法，也不能夠否定妳孝順的那一面！

讓最親密的人，明白你的疲憊

接著，請妳務必讓枕邊人意識到妳已經出現過勞、身心俱疲的狀態了。再這樣下去，對想盡孝道的照顧者，或對需要被照顧的公婆來說都不會是一件好事。跟枕邊人呼救，告訴他妳的難處。

在敘述的時候，盡可能避免情緒化的詞彙，處理好情緒再去溝通。必須在言詞間充分表達妳很願意照顧公婆，和先生一起分擔，過去妳已經做了哪些事。現在妳已經無法獨撐大局，需要更多的實際支援和情緒支持，甚至還需要多一點外在資源。

邀請枕邊人一起分擔照顧父母親的壓力，如果像關雯的例子一樣，考量經濟狀況和先生工作的現況，暫且先生不能投入太多時間和體力照顧父母。可能就需要事先收集各個不同的安養中心能提供的服務、安養中心的特色，並且請先生重新評估納入專業照護資源、安養機構的可能性。

更好的照顧並非推卸責任或不孝

必要時，請照護機構的專業人士與另一半聊聊，讓另一半了解送往安養院是為了父母能

一個人走這條路，是漫長且辛苦的，
但你並不孤單。

得到更好的照顧、兩人婚姻品質更能維持而做的考量，並非不孝或是卸責。

這種情緒如果一直無法找到妥善的方式可以處理，很容易會被丟入婚姻關係，造成夫妻溝通的不順暢、情緒衝突，或是覺得挫折想乾脆放棄婚姻。當然，如果兩人一直無法溝通，找適合的家庭治療師或婚姻治療師一起談談都是好的做法。

如果真的試過了各種方法仍舊無法讓另一半一起加入照顧的行列，也許狠下心來提出離婚，讓先生意識到妳的付出與重要性，不是不能嘗試的方法。但這畢竟是險招，弄不好反而造成夫妻間更多失焦的衝突，建議還是以溝通為主，不要拿離婚當作威脅，會簡化很多可能衍生的問題。

給照顧者的話

你真的只是太累而已嗎？

這幾年台灣的新聞報導總是不乏照顧者不堪長期照顧帶來的身心壓力，出手傷害親人，乃至結束親人生命的憾事。這類虐老、弒親的問題追究到最後就是長照的問題，而虐老、弒親的起因之一就與照顧者過勞、身心俱疲有關。

照顧者過勞的狀態，容易以身心失調的症狀表現出來，在此提供一些常見的過勞症狀提供讀者們參考。假如你發現身旁認識的照顧者朋友開始出現這類症狀，請你告訴朋友，不要一個人獨撐，協同親友一起協助，或最重要的——尋求專業支持。

【過勞症狀檢核表】

- ☐ 活動力明顯下降。
- ☐ 容易感冒不適。
- ☐ 持續地感到疲憊，即使休息也無法恢復。
- ☐ 忽略自己的需求，覺得自己的事情不重要，例如：沒有胃口、忙到不想吃飯。
- ☐ 會因為被照顧者的情況而心情起伏，經常失眠。
- ☐ 你的生活都繞著照顧他人打轉，但照顧他人卻不能為你帶來滿足感。
- ☐ 想要傷害自己或所照顧的人。
- ☐ 容易感到心情低落、煩躁、易怒。

□ 感覺無助無望。

□ 覺得心情不會有人懂，寧可選擇不說。

過勞的症狀的描述，勾選的個數越多，就代表過勞的狀況更加嚴重。前五項屬於身體、生理上的過勞。後五項代表心理、情緒上的過勞。

勾選的數目在三個以下：

有一點症狀出現囉，需要評估一下最近的生活型態，是因為家人突然出現急性的病況加重導致過勞感突然上升，或是長久下來的累積？無論是哪一種，你都需要找出對自己最有效的方法來舒壓，並且需要排入每週的行程中喔。

勾選數目在三至八個間：

表示目前的生活給你的壓力感蠻大的，可能代表之前沒有重視過舒壓這件事，要開始建立起規律而正確的舒壓方法，讓自己慢慢恢復元氣，從過勞的不舒服感中恢復。如果找不到或不知道從何開始，務必一定要和有照顧經驗的朋友聊聊，或是尋求一至一次的專業諮詢，調整生活是你目前最迫切需要的。

勾選數目大於八個：

表示你身心的過勞感受已經超過你能負荷，也許之前一直沒有覺察，或是即使覺察了也一直壓抑著，說服自己靠意志力來支撐。親愛的，此刻請你安靜下來，去感受自己的身體、感受心裡的聲音，承認自己真的累了。也謝謝自己一路上這麼努力地在為家人付出！但是，這也是你回過頭來照顧自己的時候了，別再苛責自己，要自己與家人一同受苦。而是，要明確知道我過得好，家人才能和我一起好。盤點目前生活，最需要支援的事情有哪些？哪些事情可以請其他長照專業人士來分擔？你的情緒有沒有適當的出口？如果都沒有頭緒，建議你一定要先找專業人士聊聊，有一些方向才能夠不慌張地前進。

正值中壯年的父親，突然中風倒下，該怎麼辦？

正當意氣風發的年紀，全心為了自己的事業與家庭衝刺時，卻意外中風倒下，急轉直下的人生，改變的不是只有自己，而是整個家庭。

不同的家庭，面對相同狀況，因為不同的態度卻有不同結局。如果是你，會怎麼做？

魏先生，四十一歲，中風前的工作是竹科工程師，曾經是科技新貴的代名詞，同樣也是大家戲稱會爆肝的行業別。魏先生最忙碌的時候，二十四小時都得待命，產線有問題就得隨傳隨到。剛畢業時，曾經有過最高紀錄是，一天睡不到四小時，就得再度回到工作崗位上。那天，他加班到凌晨二點，在他的紀錄裡，這不算是太晚的，看到東方魚肚白才離開公司，過去常有。樂觀的他想著，這階段的工作已經到了尾聲，旺季大單過了以後，他一定要每週末和家人去海邊騎腳踏車。

就在魏先生準備開車門，坐進駕駛座時，眼前一片模糊，出現雙重影像。他想先靠著車門休息一下，手卻撐不住，支撐不了自己的身體，接著鑰匙掉了，車門也打不開……他暈倒在地，完全失去知覺。還好暈倒後沒幾分鐘，遇上巡邏警衛，立刻幫他叫了救護車，才沒讓事情更嚴重。不過魏先生躺在醫院加護病房連續觀察了五天，才被轉至一般病房。

三十九歲的鍾銘與合夥人半年前離開受雇的建築師事務所，打算自己出來闖一闖。看看沒有大事務所的光環下，自己可以做到什麼地步。

建築業本來就操勞，鍾銘誇張地形容，現在建築事務所不比便利商店少。創業初期，一切人力精省，兩個人當四個人用。鍾銘和合夥人為了獲得具有代表性的大案子，有時候整晚沒睡，就為了隔天早上開會能給客戶最滿意的設計圖。鍾銘在中風前幾天一點徵兆也沒有，就只是在結束報告後突然間胸痛、暈眩，他痛苦的摀著胸口，發不出任何聲音……合夥人連忙過去攙扶。

住院期間的鍾銘聽聞客戶雖然喜歡他倆的提案，但更害怕委託鍾銘的事務所進行不知道何時才能開始，何時才能進入尾聲。對剛出來創業的鍾銘當然是一大諷刺。自己如此看重的一件事，為此甚至賠上健康，明明獲得肯定與青睞，最後卻沒有能力自己自己操刀完成；還要眼睜睜看著這個想法，從其他人的手中被複製出來。

打拚的中壯年，也敵不過病魔

以往當我們想到中風時，都會聯想到上了年紀、體型較為肥胖者。但是時至今日，中風已經未必和老年、肥胖有關，而是和生活型態息息相關。有更多的中風患者是四十五歲以下的年輕人。

大多數年輕型中風的患者，年紀都和魏先生和鍾銘相當，可能都正值壯年，在家庭上多扮演著經濟支撐者的角色。突如其來的中風，引發的失能與漫長復健，可能導致家中成員生活頓失依靠。也因為年紀尚輕，中風可能打擊了當事人曾有的夢想，或讓當事人一厥不振。

外界的衝擊，有外力施壓，會迫使當事人必須改變日常生活運行的軌道，讓他們往不同方向運行。當然，對當事人努力支持的家庭也是如此，家庭受到外界衝擊的時候，有沒有資源、能力可以復原呢？還是就失序了，日益往更糟的方向前進？

從此一厥不振的鍾銘

先說說鍾銘吧，他的孩子每週固定找我談話，相較於雙親或其他更有影響力的家族成員，孩子也是受到衝擊和傷害的一方。

偶爾，我也會和鍾銘電話聯繫，他不願意多提公司發展的現況，甚至提到公司也會讓他再度經歷到極大的憤怒。第一次提到這個話題時，鍾銘直接掛了我的電話，我只能隱約從孩子身上得知，合夥人也支持鍾銘的復健，希望他在復健後能夠回到公司繼續並肩作戰。

我明白鍾銘的情緒不是針對我，而是針對自己而有的。因為自己曾為了實踐夢想，在一手打造的公司上投注了非常多的心血，就連身體的健康也不顧了。每次看見合夥人，他也是又愧疚又生氣，愧疚的是，自己沒能和兄弟一起完成夢想。生氣的是，為何生病的不是對方而是自己呢？

不只對公司有強烈的複雜情緒，鍾銘對復健的態度也十分被動。醫師開立的復健清單，他總是沒有耐心完成，復健清單上的任務愈來愈短也愈來愈簡單，這反而造成惡性循環。鍾

照顧路上難免疲倦，
請允許自己放下一切。

銘看到自己沒辦法完成醫師開立的復健清單，或進步的速度不如預期，行為功能就退化到孩子般砸物品、開罵。不論在家或公司，鍾銘也總是一不順心，就發脾氣。站在心理師的角度，這些退化反應，是可以理解的，那是一個心理防衛機轉，在那當下當事人只要呈現極大的情緒，退回到孩子的展現，就不需要自己提供支持給自己。而是從家人身上要到更多安撫與解除更多自己不喜歡的情境，例如，家人可能會央求醫生是否能讓鍾銘休息一會再進行復健？或是能否改天再進行？

家人對鐘銘的反應提供緩解的策略，卻未必是對當事人身體恢復有幫助的舉動。他的孩子總是在我面前邊說邊掉淚，而我總是告訴他：「爸爸氣的不是你們，他氣的是自己……氣自己沒有辦法和以前一樣。」

充滿正能量的魏先生

而另一個故事的主角——魏先生，在中風以後，聽了醫師的建議，努力把握發病後的前三個月，因為他知道中風後六個月內都是恢復的黃金期，但前三個月恢復最快。「中風是人生的逗號，不是人生的句點！」抱著這樣的想法，魏先生配合各項醫師開出的復健菜單，積極參與治療。魏先生很得意，自己雖然走路還是不便，溝通時眼睛仍然沒辦法直視對方。但至少語言功能，已經恢復到中風前九成。

「中風之後，我思考了工作和我的關聯，決定是時候該換個環境了。」魏先生向公司提出辭呈，公司不捨他離去，特別給了他一筆津貼以茲感謝。他笑著說：「津貼當然是有比沒有好，但是人生到這一刻，只換來一些錢，好像這也不是我真的想要的齁？」他說自己不擔心未來要怎麼生活，他想暫時先投入做一些公益，也或者在教育產業上能有一些發揮。

「賣肝的生活過完了，現在總得賣點別的吧？我想我還有腦袋可以賣的！」魏先生還是笑著，我想，這種幽默的態度，大概幫助這個三口之家度過了不少需要支援的時刻。這樣一個家庭，遭逢打擊時仍能有父親的幽默可以作為調劑，有父親的勇敢作為示範。

如果可以，請病人也成為照顧的一份子

照顧中風病患的照顧者，尤其是面對的是家中的支柱時，除了生理上的照護，還得面對

病人心理的挫敗與情緒，照顧者的身心壓力，不在話下。不如，調整心情，也邀請被照顧者，也試著練習照顧自己。

讓患者明白，復健的過程一定會遇到阻礙，但心態不同，進步的速度也不同。我們的神經、大腦都具有可塑性，即使受損了，也能藉著各種訓練，建立新的生活方式。當事人經歷的復健過程雖然充滿挫折與辛苦，有時彷彿看不到終點。當事人會因此情緒低落，或憂鬱都是很正常的。

病患的態度決定了家庭的氣氛

在我們看這兩個案例時，必須同時考慮個人的復原力與家庭復原力。兩件事情都會將事情的結果，推往完全不同的方向。對當事人而言，自己能夠盡快站起來，對家庭來說會是一個很大的力量，其他家庭成員無論是太太或是孩子，都能夠在一家之主身上學習到榜樣，也立刻重振家庭系統的功能，各司其職。而要是當事人復原力沒有那麼明顯的話，只能家庭其他成員的復原力，步調調整上會稍微辛苦。因為家庭復原力，就像是一個緩衝空間，能間接影響受衝擊的個人，撐住他們不要往下掉，但要往上推的動能，得要花更長的時間才能夠發生。

別讓情緒耽誤了黃金治療期

像中風這類急性的事件，經常會需要家庭系統立刻調整步調、當事人立刻回應，但往往這樣的衝擊力道很強，會逼使家庭、當事人在恐懼、失落時失去自己的行進方向，錯過了治療的黃金期。可以思考一下你想被心情困住你的人生多久？你想把握中風的復健黃金期，還是想把黃金期都用來情緒低落呢？

尋求病友或專業的支持

復健的過程，可以加入專業人士帶領的病友團體、或是主動尋求個別會談，持續地讓自己在心理上獲得支持。有了專業的支持，能減輕心情上太多依賴家人，減少對家人發脾氣的次數。有了正向循環，才能把危機變轉機，把家人變隊友啊！

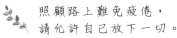

給照顧者的話

請病人打起精神照顧自己吧

病人當然需要照顧者的幫忙，但有些時候，如果病人願意照顧自己，將會帶給家庭意想不到的好氣氛，也能成為家庭的典範。

正向的態度就是一種照顧自己的方式

自己能夠盡快站起來，對家庭來說會是一個很大的力量，其他家庭成員無論是太太或是孩子，都能夠在一家之主身上學習到榜樣，也立刻重振家庭系統的功能，各司其職。

別讓情緒左右一切，把握恢復黃金期

你想被心情困住你的人生多久？你想把握中風的復健黃金期，還是想把復建的黃金期都用來情緒低落呢？

可以尋求支持，不必逃避

復健的過程，可以加入專業人士帶領的病友團體、或是主動尋求個別會談，持續地讓自己在心理上獲得支持。

只要發自內心，就是孝順

照顧者與被照顧者間身分的轉換，是在不知不覺間發生的，也是這時候，子女角色會再度被強化，被賦予新的期待。

我永遠都記得，十幾歲剛上國中時，正值壯年的父親曾對我這樣說：「我一直覺得，昨天我才和你差不多大而已，怎麼今天我就已經到了這個年紀了？」那時候的我，覺得三十、四十歲離我還好遙遠，距離我要照顧爸媽的時間點也好遙遠。

時間推移，我逐漸往父母親的年歲邁進，父母親的年歲也只能是累增而不會倒退。我享受成長後的自主權，卻總在享有自主的時候不住掛心年邁的父母親。一方面希望時間過得快一點，期待看見我做的事能夠開出一整片花園。一方面也許願時間過得慢一些，我才有足夠的時間陪伴逐漸老去的父母。

我們對待成長的心情，已經不再像從幼稚園上小學、從國中升高中、從高中升大學那樣充滿了期待與興奮。我們的心情，是夾雜著各種不同的感覺，五味雜陳的情緒愈來愈多，速度也會愈來愈快。

父母的年邁，你留意到了嗎

每一天，的確都像在倒數，倒數著可以相處的日子還有多少。每一天，我們都把這個事實放到最不重要的事情的類別，然後繼續趕路似地生活。

總是有事情更重要啊！總是有讓我們停不下來的理由。唯有在父母身體起了變化，亦或過了一段時間回鄉，出了一趟遠門回來，望著等候你的爸媽，你才會又注意到他們頭髮變得更白、皺紋變得更多了。直到那個時候，你才會在心裡驚呼慨嘆：「啊，我們和父母都老了……」這樣真實卻殘酷的事實，怎麼我們沒能早點發現呢？怎麼我們的每一天的二十四小時，還是被忙碌追趕的一滴也不剩？

多少時候，你總是夾在忙碌的日常與父母的陪伴之中不能動彈，心裡試圖說服自己：「我這樣努力工作，也是為了以後能讓父母過好日子啊！」然後把預計要回家的日期槓掉，不斷往後遞延。

身體的反應是最直接的，我們總是在身體給我們的訊息上了解自己已經離青春遙遠了。當你感覺到身體不如以往，有些關節已經不能隨心所欲的動作，固定姿勢久了會腰痠背痛，你才會想起「啊，原來那時候爸媽感受到的疼痛是這樣啊！」

子女需要看見父母心裡真正的想法

我有一對不服老的父母。一個覺得自己是年輕小伙子，每逢過年過節就一定要爬上爬下地親自整理打掃。老家的透天厝有四層樓之多，他總是讓自己一定要踏遍每一處，那些無法用手清理到的地方，一定要用雞毛撢子或水柱都沖過一遍。中秋節的烤肉升火、過年的貼春聯差事，每一年都被他當作最重要的待辦事項。

問爸爸為何這麼堅持？他的理由總是，「過往這些事情都是我在做，現在我不做了換誰做？」也許對手足排序最小的父親，仍舊以他在家中兄長之列最年幼的身分自居，認同自己必須替兄長代勞處理這些粗重的工作吧？也可能，父親心裡認為如果真的退下來了，自己就真的老了，所以一點也不願意將這些活兒交給晚輩們吧？

而我的母親，仍然覺得自己是小女孩，寧願不吃正餐也要吃甜點蛋糕下午茶，又為了想維持身材，而忌口吃正餐。任憑我們如何苦口地勸媽媽：「務必要為自己的身體多著想，甜食再怎麼誘人，也別吃得過火了，小心三高、營養失調的問題啊……」也不見媽媽在這些事情上有任何克制，放棄她一生的最愛。

媽媽常說吃甜食會讓她心情變好。是因為這樣，讓她不願意戒掉甜點嗎？也許是吧。但我總好像可以越過這些表象，聽見媽媽在說：「我還想維持年輕時候的生活……戒掉甜點後，豈不是就承認我老了嗎？」媽媽好像透過吃甜點、克制正餐、維持身材，在宣示她還很年輕。

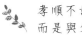

看在我這個孩子眼裡，實在是覺得太擔憂了，一有機會逮到他們，就想制止他們繼續做出可能讓自己身體不堪負荷的事。唉，也許他們心裡，對自己的印象也還留在年輕時代吧，

真的不認為自己年歲已大，該為自己多保重。也從來沒想過，有一天會反過來需要被孩子照顧吧。

當有一天子女需要成為照顧者

如同父母親不曾意識到自己需要被兒女照顧，兒女也很難在父母行動自如、健健康康的時候意識到自己有天需要照顧父母親。若說父母對自己的印象總停留在年輕氣盛、穠纖合度的那一刻，我們對父母的印象又何嘗不是停在父母親那雙溫暖的大手牽著我們前進，哭了倦了可以讓我們躲進懷裡的那一刻呢？

前幾年，他們之中一個被診斷出喉嚨有腫塊，一個被中醫師診斷說運動不足、營養不良。這段時間裡，我才意識到自己在身分上的轉變。

看著父親坐在輪椅上，等著被推入手術房的沮喪神情，我不敢掉淚，只是眼眶泛紅了一點。我怕輪椅上等待開刀的父親，反而要反過來安慰我。送爸爸進手術房前，我緊緊握著爸爸的手說：「沒有問題的！沒問題的。」

當我陪著母親在診間內就診時，我聽見她說「喔，我右腳膝蓋痛……還有，前幾天起床頭很暈耶……」媽媽不斷說自己這裡不舒服那裡不舒服的情景。我心裡嘀咕著：「媽，就是不吃飯啊！不吃飯怎麼會不頭暈。妳不能不吃肉啊！妳要吃點蛋白質和膠質啊……」

我剛成為照顧新手，對於照顧的一切都很陌生，我在腦袋裡搜尋著，在這種情境下應當如何安慰、如何勸說？我只能搜索孩提時候自己生病不舒服時，爸媽怎麼照顧我的方法，為自己當下該如何反應。

回顧過去我自己被照顧的經驗，我依稀找到一些線索。

我的爸爸是一個很柔軟、很溫柔的人，每每我與弟弟生病身體不舒服時，爸爸總是不由分說地請假在家陪我們，又是餵藥又是試圖緩和我們內心因為生病引起的沮喪、惱怒。長大之後，我才知道向公司請假，是需要扣薪、扣假的。但爸爸，卻總是不計較那些，把我們兩個孩子放在第一位。

媽媽呢？想到媽媽，腦海裡還真是一片空白。和媽媽有關的時刻，總是和不舒服、責罵連著一起。有人會說，母親的責罵是出於關心的責罵。我還記得高中時有次身體非常不舒服中午請假在家，媽媽正好要出門，我央求母親幫我買個午飯。趕著出門去公司的母親卻說：「我很忙，妳自己處理吧！」

對孩提時候的我來說，我總是無法理解，我的母親為什麼不能和其他人的母親一樣，在我們需要安慰的時候，提供一點溫暖擁抱？母親似乎更關心她自己的世界，和她那些沒有打完的客戶電話？而不願意花點時間安撫我們呢？

成為照顧者之後，我才明瞭，即便從小不見得同時擁有父愛、母愛，但子女想反饋、照顧、孝順父母，是一個自然而然的生命過程。

成為照顧者之後，重新看待孝順二字

身為子女否要付出行動、要如何付出行動，都不該是孝順二字所能夠框架的。所有的情境裡，身為成年子女的你、照顧者的你都能夠擁有選擇。

我的父親選擇在我們需要時，提供照顧和關懷，而非自己的工作表現或金錢。而我們的母親，在我們需要的時候，她選擇轉身埋入未完成的工作中。而我，在成為照顧者後，可以選擇自己要成為一個像父親這樣有溫度的照顧者，亦或是向母親這樣漠然的照顧者。

如果我不曾療癒自己，我可能成為一個像父親一樣的照顧者，卻心懷憤怒苦毒地照顧曾苛待我們的母親；或是，只對父親百般體貼，卻不願為母親多做一點，待母親過世後才覺得非常懊悔自責……這些，都是我很常聽到的故事，而我，一點也不想成為那樣。

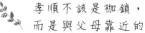

孝順可以用自己的方式進行

踏上療癒之路，也成為療癒人的工作者，我能夠免於受到過去的控制，做出真正屬於我的選擇。但是，許多人都誤會了，療癒不是代表你必須要立刻放下、和解。

過早的放下、和解，如果只是壓抑想被父母愛卻失落的情緒，是沒有任何效果的。療癒只意味著，我知道母親對我帶來的影響，我知道母親有很多不完全，也知道母親的不完全來自於她自己的困難，我們之間就是錯過了。

二〇一七還沒過一半，我發現父母在我生活中的比重，與往年相較大大的增加了，請假三天到醫院陪同父親、與父親一起去看電影，送媽媽的母親節禮物，是和她一起到美髮沙龍做造型。這麼做的同時，我不是刻意要換來誰的笑臉，也不是想獲得他們任何一句肯定，而是我真的願意為他們選擇這麼做。這麼做，讓我覺得很踏實，很滿足。

歲月，讓父母已經不能用不服老三個字去面對自己身心上的老化。我被時間推著，被照顧者的身分將會逐漸褪去，照顧者身分在未來的日子裡將更加鮮明。未來，也許需要我付出更多的時刻來臨，我知道自己會因為和他們有過的相處的美好時光，而願意多做一些。

我不會用孝順來定義這些行動，這些行動只是讓我們更加靠近一點。

每逢年節，網路上都會有一些和孝順有關的文章再度露出，甚至我自己也曾寫過「不要讓孝順成為枷鎖」這類議題。我想強調的，並不和過往的討論衝突。

孝順，是不是枷鎖，端賴於照顧者的心態。

如果我們不是為了要追求孝順的美名，認為自己是子女就應該這樣那樣對待父母；如果我們不是在沒有療癒的狀況下，要求自己罔顧內在的負面情緒，壓抑著過往的衝突或不滿，勉強自己去執行這些行動的話，孝順，就不是枷鎖。

重新看待孝順，你會發現，那只是幾個讓你不斷與父母靠近的片刻。

給照顧者的話

孝順的新意義，可以從今天開始更新

別勉強自己放下、和解

若是與父母有不快的經驗，過早的放下、和解，如果只是壓抑想被父母愛，卻失落的情緒，是沒有任何效果的。以我自己來說，我知道母親對我帶來的影響，我知道母親有很多不完全，也知道母親的不完全來自於她自己的困難，我們之間就是錯過了。

怎麼樣才是孝順，你可以有自己的選擇

身為子女否要付出行動、要如何付出行動，都不該是孝順二字所能夠框架的。所

有的情境裡，身為成年子女的你、照顧者的你，都能夠擁有選擇。

孝順，是不是枷鎖，端賴於照顧者的心態。

如果我們不是為了要追求孝順的美名，認為自己是子女就應該這樣那樣對待父母；如果我們不是在沒有療癒的狀況下，要求自己罔顧內在的負面情緒，壓抑著過往的衝突或不滿，勉強自己去執行這些行動的話，孝順，就不是枷鎖。

寫下你的心情，讓自己放鬆一下。

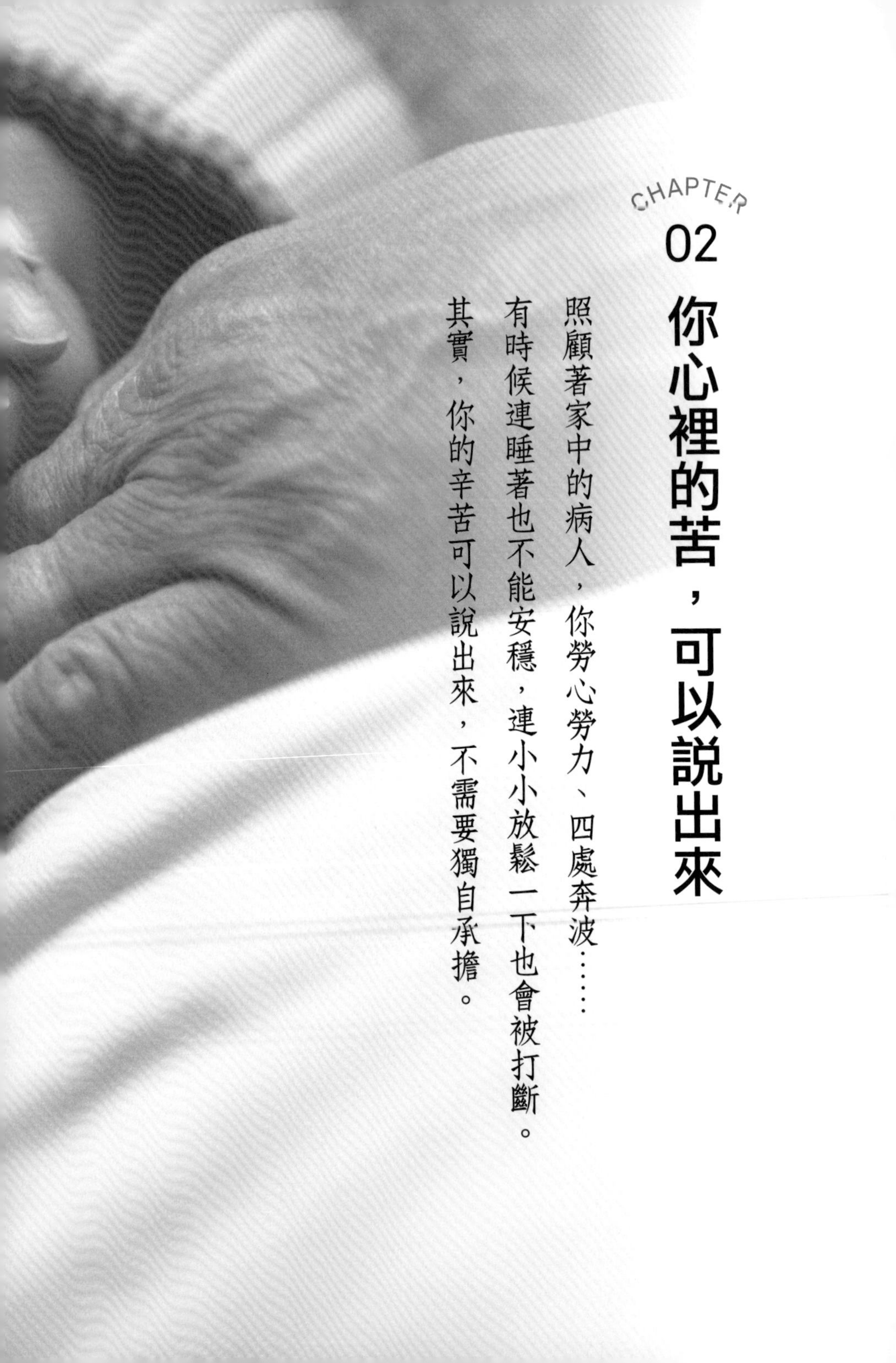

CHAPTER 02

你心裡的苦，可以說出來

照顧著家中的病人，你勞心勞力、四處奔波……

有時候連睡著也不能安穩，連小小放鬆一下也會被打斷。

其實，你的辛苦可以說出來，不需要獨自承擔。

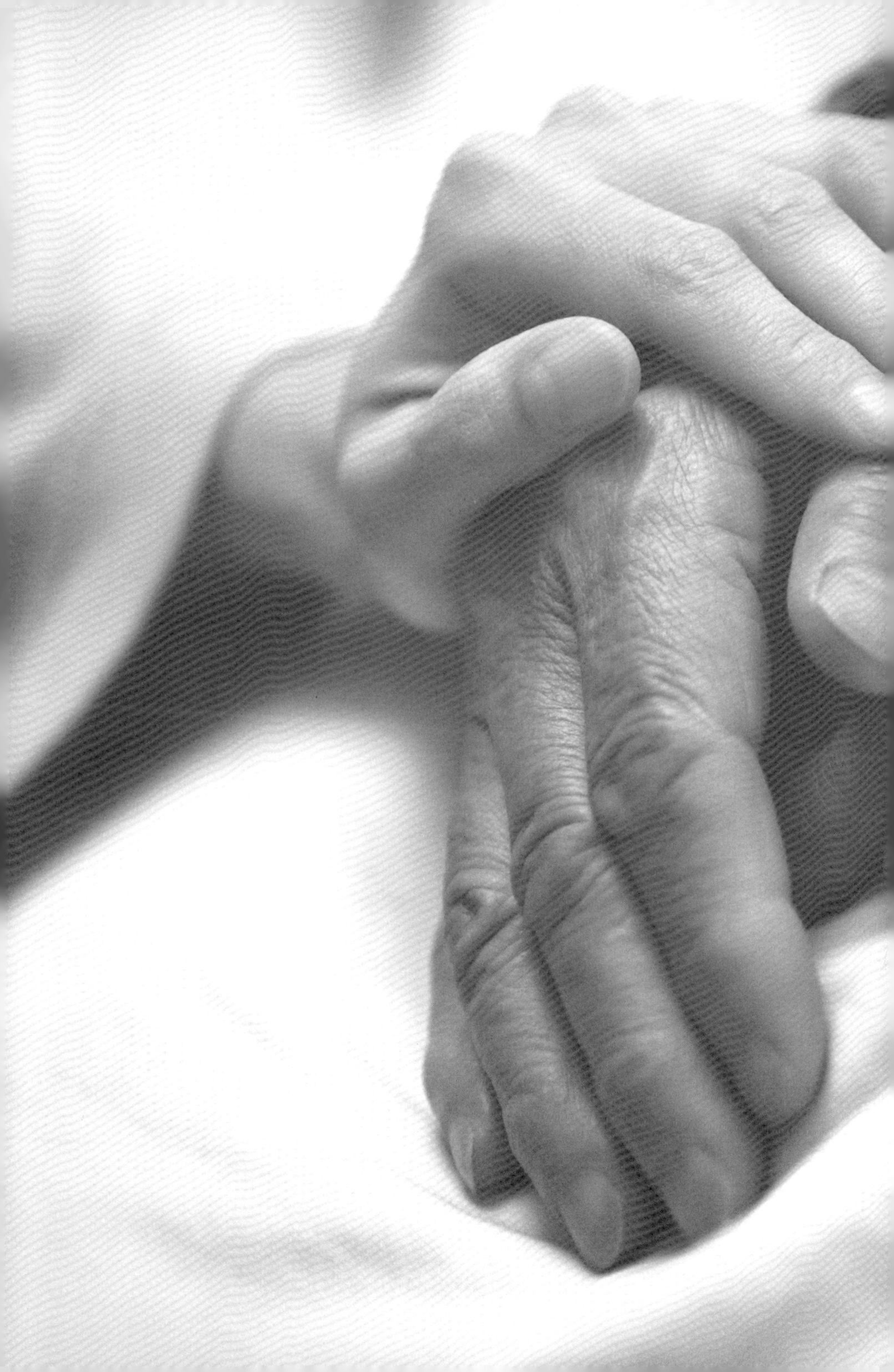

最後一刻，我讓父母插管……

那樣情急的急救當下，沒有多少人能做出最好的決定，無論如何請放下悔恨，因為有時，選擇真的不多。

兩個月前，瀚翔癌末的母親因為急性呼吸衰竭，半夜裡心悸，喘不過氣來，而進了急診室。他跪著求醫師，一心只想著希望媽媽快點健康起來。當急診室醫師詢問是否要同意對母親放棄施予急救時，瀚翔淚水不斷湧出他搖頭，質問醫生，身為助人者為什麼要家屬同意放棄急救？瀚翔記得醫護人員曾經試著向他說明媽媽的情況，他們擔心即使急救了，也只是讓母親平白受苦，最終可能是無效的急救。

回憶當時的心情，瀚翔說道：「我無法想像哪一天媽媽不在的時候，也根本無心了解急救的程序與後果……根本就聽不進去。」所以，他請求醫生無論如何都一定要救到底，不要放棄，不能放棄！醫生依照呼吸衰竭的急救流程，放上氣管內插管和呼吸器。瀚翔看見母親被排出手術室的時候多了管子和呼吸器，非常心疼。

瀚翔抱著自己這條命是母親救回來的，總有一天一定要還的心情在面對這次的急救。也認為，如果母親可以在不放棄急救的情況下活命，堅持不願意放棄的心情，也一定可以透過母子間的心電感應傳遞給母親。瀚翔也相信母親絕對可以清醒過來。醫師說按照媽媽身體復原的狀況，即使是清醒也可能無法順利拔管，要有媽媽得和管子一同過後半生的心理準備。

「我沒辦法思考太多，也不願意聽，所有的心願都放在祈求上蒼讓媽媽能夠出院……當下真是這麼想，以為全心相信就會有奇蹟，希望媽媽能清醒過來，不用管子的健康生活，沒想到後來就沒辦法了……」

盲點，無可厚非

瀚翔一廂情願地用自己壯年人的角度，看已屆老年的母親對急救的承受度，成了他做決策時的盲點。承受不住末期症狀與器官衰竭的母親插管後撐了快兩個多月，終舊停止了心跳。

「有一天我到醫院去看媽媽，我看到她的腳因為不能活動都萎縮變形了。我想著，以前媽媽最愛踩腳踏車載我……現在她躺在床上什麼都不能做，不能吃飯不能說話，這樣媽媽真的會喜歡嗎？我當下是不是做了不對的決定？我是不是害媽媽多受苦了？如果當時我能夠放手，也許媽媽不用多挨那些痛，媽媽能夠走得更安穩……」

媽媽過世那一天，瀚翔正在出差，急忙忙交辦了一同下去的同事，自己便搭了高鐵回到病院。趕到病房時，天色已經晚了，母親的遺體已經開始出現僵化，要拔管也不是那麼好進行。醫師不想破壞母親的下顎和牙齒，要我試著在媽媽耳邊輕聲告訴她：「媽媽你辛苦了，你的身體現在已經不需要管子了，放心走吧。」

瀚翔說，那一刻他彷彿看見住院以來就沒有睜開眼睛的母親，靈魂飄到了空中，雙眼安祥和藹地看著瀚翔，慢慢離開。「我永遠無法忘記媽媽拔管那一刻，我不知道這是不是真的發生過，按照科學或醫學理論上是不可能的，也許是我幻想中看見的吧……那個若有似無，通透的靈魂看著我的眼神……好像在告訴我她終於解脱了。」

像瀚翔一樣以為家人能夠順利出院，插管只是暫時、不想放棄急救，卻沒想到後來無法順利出院的家屬還有許多。有些插管後無法拔管、甚至昏迷的病人，壽命因此而延緩了好幾年的時間，家屬也需要為此擔負更多長期照護的費用。看著病人無法自主的活動，只能躺在病床上，內心對自己的控訴，認為自己做錯選擇的情緒會被放大與加倍檢視。

放手讓長輩離開，卻留下贖罪的心態

瀚翔的案例還算是單純的，有些家屬在病床前關注的不是親人，而是還沒來得及分財產，非得留家人一口氣，等待奇蹟發生，把財產分個明白。而兄弟姊妹多的家庭，對放手讓長輩走，有不一樣的意見，有人覺得放手就是不孝，應該救到底、等到底。有些覺得拖著才是讓長輩受苦，應該早點讓長輩解脫。人多嘴雜的時候，做決定的過程更加複雜和艱難。甚至有些家庭裡，沒有人敢承擔做決定的責任，深怕做了決定以後，所有的指責都會落到自己頭上來，沒有人願意做出結束醫療的決定。

和臥病在床的病人關係密切的家中成員，看見家人無法自主呼吸的那一幕，或多或少都會出現責怪自己、後悔讓家人插管治療、心疼家人受苦的情緒。同時也會掙扎在拔管與否的決定中間，困惑到底怎樣才是最好的決定？是不是當下，不做插管的決定，就不會有今天這樣的結果呢？

這些問題，反覆在腦海裡問著自己，卻永遠想不出，找不到最佳的答案。讓自責的情緒，一直縈繞在心上。彷彿只能夠用自責批評自己用憂鬱折磨自己，才能夠更靠近受苦的家人一點點。很多孝順的照顧者，還多半不願意讓自己快樂起來，因為他們覺得接下來的生活，太快樂都有罪惡感。怎麼可以在剝奪了另一個人的生命之後，還能夠笑著呢？怎麼可以當你的親人還在病床上起不了身時，積極地追求夢想呢？

這些心疼父母到難以放手又孝順貼心的照顧者，在後來的生活裡，選擇讓自己過著一種贖罪的生活。減少與外界的互動，保持簡單的生活。所有的思考，都埋在腦海裡、不敢行動、不願行動，因為害怕傷害其他人。

面對這些情緒，好好地讓自己放下

生死一瞬的現場，就像是賭注，只是你的對手是命運之神，而籌碼是親人的生命。你永遠不會知道這次下注，可以搶回百分之幾的家人。但不下注，你根本就沒有機會贏。到底賭不賭呢？相信任何人面對相同情境，也會覺得窘迫，做不出選擇。

在急救現場，這麼突然的被推到前線去面對家人的死亡，不是一件能預想的事。當下情況那麼混亂，必須做出立即的反應與決定，急救與否、插管與否？你不是醫療人員，只能憑著僅有的訊息做出判斷，同意讓家人插管治療，已經是當下能做出的最好決定。更何況當下很可能沒辦法好好思考。因為面對的情境，是有可能失去一個親人的情境啊。

如果你是帶著善意，決定讓家人插管治療。我相信，插管的家人，雖然無法出院，也一定能理解你當下如此選擇的原因。正因為你們的關係與其他人不同，你才會如此想挽回他的氣息，留住他在你身邊，不是嗎？

請告訴自己，看見親人受苦，是世界上最難受的事，你當下做的決定沒有所謂對錯，你只是想舒緩他的痛苦罷了。你已經做了當時能夠做的最好決定。

做個小練習，讓你的遺憾慢慢減少

對於親人過世，感到遺憾悔恨的你，可以試試看「心理位移」的練習。簡單的說，就是站在其他人的角度，重新看待。

請找一個能夠獨自安靜的時段和空間，是一個不需要擔心崩潰後還要立刻振作的時間和空間，所以最好是週末的早上或下午，也請避開晚上需要安穩睡眠的時段。拿出紙筆開始書寫，寫的時候請回想自己被迫做出醫療決定的當時。

第一步：以第一人稱寫下當時的一切

先以「我」作為心理位移的第一順位，寫出當時的心情與思考。

第二步：改用「你」來和自己對話

再以「你」作為書寫的第二順位，用一種和自己對話的角度書寫。內容和上面的敘述可以不一樣，但都需要繞著同一件事情來寫。以「你」的角度作出發，可以學習同理自己舉步維艱的處境。

第三步：以第三人稱「他」角度的重新看待

請轉換角度以「他」做書寫的角度，用語言將自己拉到客觀的第三者的角度去看待整件事情的發展，寫下對自己造成的影響。以「他」的角度作出發，可以將事情的發展去個人化。

第四步：再回到自己身上，看看有哪些不同

最後請再回到「我」作為書寫的出發，仔細地覺察透過不同角度理解事情的發生後，回到「我」的位置上，敍述有什麼轉變？心情有什麼不同？

通常，當進行完這個練習後，大多數人都會有一種鬆了一口氣的感覺。會知道原來自己一直卡在「我」的角度上。不知不覺間，這樣的練習漸漸地撫平了遺憾、悔恨的心情。

經歷過這一切後，如果你願意為自己、為孩子或親人多做一點，還可以透過預立醫療照護諮商，為自己預立醫療決定。那麼，你的孩子、親人就能夠少經驗一些目前你承受的掙扎、悔恨與痛苦了。

＊特別感謝林卓緯醫師擔任本篇之醫療顧問。

做個小練習，讓遺憾有出口

如果你正現在替病中長者做了決定而懊悔中，請提起筆寫下心中的感受，再換個角度角度思考，看看最後會得到什麼？

寫下當時的心情。

「我」當時

換個位置，和自己對話。

「你」當時

以第三人稱角度看待

「他」當時

再回到自己身上。寫下現在的感想。

「我」現在覺得

做完這樣的練習後，遺憾、悔恨的感覺會被撫平一些。請相信自己，已經做出了最好的決定，慢慢讓自己不要繼續困在「我」的角度當中。

你並非不需要關心，你只是吝嗇照顧自己！

當年邁雙親需要照料，又有年紀尚小的孩子需要看顧，夾在中間的你和另一半，別吝嗇對自己好，請容許自己一點喘息。

五十歲的振興，在名列臺灣百大企業的科技廠就職，工作能力備受肯定，目前是公司的中階主管，可是在風光的背後，卻是為工作、家庭兩頭燒，因為媽媽中風了。

振興的母親是在寒流來的凌晨，起床上廁所時突然中風的，從加護病房到普通病房，前前後後共住院觀察將近一個多月。最後振興的母親是左腦中風導致右半邊癱瘓，也因為語言腦受損讓母親無法以說話方式傳遞想法給家人。

病況穩定以後，開始進行復健。雖然母親意願很高，也很願意嘗試，但重新適應自己不聽話的身體，讓振興母親很容易傷感，也容易發脾氣。面對母親的復健困境，當時夫妻兩人情緒壓力、經濟壓力都很重，爭吵變得很頻繁。

許多家庭很遺憾的，在外環境的危機出現後就會卡在這裡無法前進了，日後的生活品質、財務經濟狀況也會在接回親人後每況愈下。

表面看似完美的決定，其實不然

幾年前，振興與太太在諮商會談中達成共識，評估兩人的經濟狀況與家庭的需要。本來事業企圖心也很強的太太，願意在當下妥協，並視家庭情況作出調整，辭去人資的職務，將重心回歸家庭。這樣的決定，對太太和振興來說都不容易。

表面上，太太把工作辭去了，理論上不用工作家庭兩頭燒，但對當時的太太而言卻更像是被臨時架上一個新的工作崗位，並且沒有任何職前訓練。太太需要學習中風照護的知識，努力理解婆婆用有限的詞彙用力喊出的話語，到底想表達什麼。這些都還不是最讓她崩潰的，最讓她難受的是她看著婆婆失望的樣子，捨不得，卻也無能為力。因為照顧關係，和婆婆之

別再總是一肩扛起，允許自己放鬆，
也是信任家人的表現。

間的人際界線變得更模糊了，婆婆也會不自覺地把脾氣發在媳婦身上。

在心理狀態上，生病會讓人心智年齡退化到更小的時候。因為生病是一個極大的創傷，看著自己本來會的現在不會了，是一個極大的失控經驗。面對生病，就和面對創傷一樣，理智無法幫助病人發展出對生病的理解，病人傾向把一切訴諸情緒，讓情緒一次爆發，彷彿只有將情緒用行動演繹出來才能夠讓對方理解他有多痛苦。

和振興夫妻諮商會談時，主動關心了他們夫妻倆現在的生活。兩人都說出了肺腑之言。

「我真的很感謝我老婆，要是沒有她，我不知道這幾年怎樣能撐過去！她一直希望我能夠不要那麼常加班，假日陪多孩子走走、陪我媽媽做做復健。說實話，我也想啊。但是，明年還有升遷，我沒辦法這時候停下來。」

「反正孩子還在幼稚園，很需要我。婆婆回診復健，也需要人照料……婆婆這麼愛面子不肯讓外人照顧，我願意在先生需要我的時候，給他一雙手，支持他。」

當振興回顧著往日會談時，想到太太所說的話，不禁嘆了一口氣，他說：「我覺得我太虧欠老婆了，我總是要她等我，等我這個案子忙完，等我們家回歸穩定，但這次又要等我升遷……」言談中滿是不捨與愧疚。

三明治族，其實就在你我身邊

前面提到的案例，就是所謂的「三明治族群」。一般來說，三明治族群的年紀，介在三十五至五十五歲之間。這個年齡段的成人通常已經成立了自己的小家庭，需要負擔兒女的開銷；同時，父母也已屆高齡，需要負擔父母的醫療費用、日常照顧，這便是三明治族群。這個族群，最大的家庭角色就是照顧者，無論在工作上賺取實際的報酬供家庭使用或是花時間陪伴家人，都是一種照顧的表現。然而，隨著現代醫學的發達、晚婚晚生子的社會現象，年紀甚至還有往後延伸的趨勢。看到這裡，你一定在心裡浮現很多張親友的臉孔，也或者你自己就是。三明治族群經常有幾個特點：

問題涉及生活各個面向

三明治族群的問題是複合式的，橫跨工作、家庭照顧、子女教養，與其他衍伸的問題。

別再總是一肩扛起，允許自己放鬆，
也是信任家人的表現。

一心只為父母與孩子

再者，三明治族群的生活焦點多半在孩子、父母身上，吝嗇花額外的時間、金錢來照顧自己的身心需要，總是覺得能省則省，留一點錢給小孩和爸媽更重要。

即使過勞也不自覺

最後，三明治族群擁有高超的耐力、意志力與體力，通常不會覺得自己在硬撐，直到過勞才會發現不能繼續這樣下去。結果就是三明治族群是家中勞動地最辛苦，卻最少享受自己勞務所得、勞動成果的一群人。

顧著孝順爸媽，順應兒女的三明治族群，其實是需要幫助的，但卻鮮少出現在一般的診所、諮商所。不過如果任職的企業願意提供資源或福利，讓它們可以透過公司的資源來處理自身的困難，反而是三明治族群會選擇的方式。因為他們不太樂意為自己花更多的金錢、額外的時間在會談上，他們只顧著孝順爸媽，照顧兒女。

● 從現在開始請你這麼做

給所有的三明治族，你一定把很多家中照顧的重擔一肩擔起了。暫時還是無法放下對工作的企圖心，對經濟的慾望，也無法全然地卸下照顧者的重擔。很想在事業上全力衝刺，在家庭上盡到角色責任的念頭，其實大家都懂。但請別吝嗇對自己好！

調整心態，你不是超人

首先，心態最需要調整，別認為事情都只有自己親自扛才能夠解決。一肩扛起的心態，其實是反應了你不夠信任家庭裡的其他成員，有能力和你一起面對困境。

與另一半討論未來的各項規畫

接下來，你可以和另一半討論兩人未來三年、五年到十年的職涯規畫，或對家庭的願景。言談時請避免只是自己一股腦的在表達，請你花大量的精神在聆聽對方的需求上。當對方將職涯、家庭藍圖描繪得愈清晰，你們就愈可能找到共識，知道下一步該怎麼走。

像工作班評估、協調家庭可用資源

請你們評估目前手邊的資源，以及如果要共同實現彼此的規畫和願景，還需要納入哪些資源？如果受限於經濟條件，無法取得更多外在資源，則兩人必須協調做出一些改變。未必

別再總是一肩扛起，允許自己放鬆，
也是信任家人的表現。

要像前面案例一樣，一方辭去工作回歸家庭，也許只需要兩人互相調配工作量，彼此協調投入的時段。家庭是共同擁有的，照顧不只是一方的責任。

給自己與另一半一點自由空間

給自己一點自由，在還不想完全回歸家庭的時候，不要強迫自己一定要這樣做。當然，也給另一半這樣的空間，允許他不用一定要成為別人眼中孝順的兒子、女兒、太太或先生，允許他可以為自己的職涯繼續投注一些努力。

甚至，你們都需要學習把孝順父母、順應子女的慷慨，大方地挪一點到自己身上。偶爾花一些時間，看一場電影、安排一趟旅行、一個無所事事的下午、一個陽光的下午去釣魚、打球、下午茶……辛勤付出的你們絕對值得。

邀請家人自我照顧，為家庭一起盡力

最後一步，要特別提醒每一個照顧者，都需要和其他家庭成員談談自我照顧的需求，讓所有家庭成員都了解自我照顧的必要，在生活中允許自己和家人都擁有可以自由的時間與空間。一定要放得下，走得開。唯有如此，才能夠確保家庭之間所有人都能在長期照護的壓力下，

擁有續航力。

別忘了永遠要給這麼辛苦的自己，一些合理的鼓勵。總之，不要吝嗇對自己好。照顧這條路，愈是能夠慷慨對自己才愈能夠走得長久。

給照顧者的話

請試著回答下列的量表，勾選自己有的狀況，看看你是否對自己太吝嗇。

- □ 最近是否經常感到緊張，覺得工作總是做不完？
- □ 最近是否老是睡不好，常常失眠或睡眠品質不佳？
- □ 最近是否經常有情緒低落、焦慮、煩躁的情況？
- □ 最近是否經常忘東忘西、變得很健忘？
- □ 最近是否經常覺得胃口不好？或胃口特別好？
- □ 最近六個月內是否生病不只一次了？

□ 最近是否經常覺得很累，假日都在睡覺？
□ 最近是否經常覺得頭痛、腰痠背痛？
□ 最近是否經常意見和別人不同？
□ 最近是否注意力經常難以集中？
□ 最近是否經常覺得未來充滿不確定感？恐懼感？
□ 最近常有人說你氣色不太好嗎？

如果勾選的數目愈多，代表你愈有過勞的傾向！請參照前文所說，開始與另一半討論，調整自己的負擔。

寫下你的心情，讓自己放鬆一下。

照顧你的是我，為什麼你總是想著他？

兄弟姊妹在國外工作，父母身邊就剩下你一個人，長輩們念想的永遠是在國外的手足，你覺得委屈嗎？

安如的哥哥在新加坡工作，全家都已移民至新加坡約有五、六年的時間，只剩下安如這個弟弟留在台灣老家。他們的父母年輕時沒有夫妻之間也要溝通的觀念，也不了解家庭會隨著時間而改變，沒有在家庭出現變化的第一時間做出反應與調整，反而經常因為害怕爭執而逃避溝通，夫妻關係逐漸不睦。

安如有記憶以來，父母親老愛在兩個孩子面前抱怨另一半的不是。安如還記得小時候，哥哥就常在父母親吵鬧不休的時候對睡上鋪的弟弟安如說：「我發誓！有一天我一定要離開這個家！走得愈遠愈好。」

「哥哥真的做到了。」說著這句話時，安如眼眶裡有著淚水。

「小時候我與哥哥兩個人同一間房間，放學後的時光扣掉睡覺和補習的時間，我們相處的很長。我們差一歲，等於哥哥國三升高中隔年換我升學考試，哥哥高三升大學隔年也換我。那些年我們感情最好，經常一起挑燈夜戰。偶爾我睡了，他燈還亮著我總是躺在上舖看著他的背影，祝福他能夠考上心目中最理想的學校。」

「其實我國三那年，如果沒有哥哥的陪伴，恐怕無法順利升學。」原來，安如的父母親在他國三要升學那年吵得最劇烈。吵架的內容不外乎就是夫妻的柴米油鹽醬醋茶、金錢如何分配，以及互相懷疑對方在外面和別人搞曖昧等等。

「我緊張的時候，就會咬自己手指上的關節，聽到他們吵架的時候更是。」有一次哥哥用力地搖安如，問他：「你在幹嘛？」安如回過神來才發現自己無意識地咬破皮，血已經流到數學習題上。被嚇壞的安如抱著哥哥哭，哥哥安慰他：「沒事的，撐過去，等到我們都有能力獨立就好了！」

安如的哥哥熬到了拿獎學金出國念碩士的那一年，「其實哥哥很有志氣的，他出國唸書

父母的肯定與否，
都不能抹滅你的價值。

就只跟爸爸借了二十二萬，後來的錢全數靠著研究所時賺薪資還給爸爸了。」但也因為生活圈不同，兩人關係漸行漸遠，話題也愈來愈不投機。現在的安如，經常覺得這個家只有自己在獨撐。

雙親彼此爭執了多年，直到兄弟兩人都已經成年工作了，父親才因為受不了而決定離婚。安如的父親退休後手頭上可使用的金錢也不多，為了順利離婚，每個月都還要付不少贍養費給前妻。

為了孩子維持家庭，可能加深手足間的歧異

安如說：「他們總是覺得要給孩子一個完整的家，我覺得假爆了，只有形式上是完整的，精神上完全不是。」

這樣的家庭裡，無論是未成年的孩子抑或是成年的孩子，幾乎都有類似的心聲。而父母們更是對此信念仍堅定不移——為了孩子隱忍——是必要的。但看在孩子的心裡，只會覺得：

「一切都是我的錯，如果不是因為我，他們早就可以離婚了，不是更自在嗎？也許沒有我，他們會過得更好吧？」

如果子女能力強一點、學業資質好一點，就會像安如的哥哥一樣想辦法逃離，愈遠愈好。潛意識的動機是：「我讓位總行吧？等我離開了，你們就沒有理由再繼續在一起了！也沒有辦法再以我為藉口來吵架了！」而如果本身是情緒比較敏感，容易受到外在環境影響的孩子，就會像安如一樣發展出自我傷害的行為、學業上難以專注，或是在學校容易有適應不良的困擾。

如果父母親在此時受困於自己的婚姻處境，又對適應不良的孩子落井下石，或是把資源都挹注到表現較好的手足身上，就會使得手足之間的差異變得更加明顯。

當父母需要照顧時，手足間的照顧責任分擔

父母在孩子年幼的時候，對待孩子的不同方式，也可能間接導致照顧責任都落在某一位

子女身上，造成兄弟姐妹裡面只有我是照顧者這種困境。經常會因為手足之間的身分落差而變得更加嚴重。造成身分落差的因素，有經濟能力、社會地位，有無自己的婚姻或家庭等等。

另一方面，臺灣近年人才外移趨勢加劇，不少人轉往國外發展，甚至定居。只要兄弟姐妹之中，有人在國外工作、生活，照顧的重擔很自然地會落到家鄉的手足身上。因為他們在異鄉打拼，所以即使無法履行照顧責任，也是必然的，沒有人會責怪些什麼。反觀留在家鄉的兒女，要承擔的身心壓力就大得太多了！

安如的父母的身體狀況都不好，一個有多年的重度憂鬱症病史，一個則是多種慢性疾病在身。兩人離婚後，對安如來講，照顧壓力真的是倍增，安如無法分身同時照顧父親與母親，變成需要多請一個看護，另一個再由自己照顧。

安如繼續說道：「能花錢解決的都還事小，最痛苦的是他們兩個都輪番丟情緒垃圾給我！我好羨慕哥哥都不需要面對這些！」

遠在天邊的孩子，總是最孝順

「他們彼此互相抱怨，明明就已經離婚了，還是不斷講到之前對方對自己有多不好，自己有多辛酸。加上生病的身心煎熬，動不動就對我發脾氣。要不就是在我面前掉淚，說哥哥多優秀，哥哥是無奈在新加坡工作，但我是沒出息所以陪著他們！偶爾只要一不順他們的心，就開始攻擊我，說我不孝，哥哥比我好太多倍。」

父母抱怨另一半，多少都會給孩子帶來負面影響，這與孩子本身是否成年，或父母是否已經離婚無關。通常在這類家庭裡面，父母提到兩個孩子時的情緒，顯然是相當矛盾的。發展較好的那一個，並不是留在身邊的那一位。留在身邊的這個孩子，不是自己認可事業、人生發展的夠好的那一個。

他們口中稱讚的，總是那一位一年回來一、兩次的天邊孝子。天邊孝子每次回家，一定是豐盛宴席，開心出遊。父母親體恤孩子久久相聚一次，不願意表露病弱、疲憊與情緒化的一面，自然會覺得相處起來比較輕鬆，那幾晚一定睡得特別香甜，就連回憶都能夠讓嘴角上揚。因為距離遠，父母親把思念化成了讚許。反倒對眼前長期付出的孩子，視而不見，吝於感謝。在長期壓力與不被肯定之下，對身為唯一照顧者的子女而言，是很難說服自己繼續照顧父母的。

父母把理想的自我、這輩子無法發展的自我，投射到那位天邊孝子身上。這是父母對過去無法實現的自我的一種補償，對他們來講一定會認為天邊孝子只是受困於外界因素無法常相伴，要是可以在身邊，他一定也會做得很好。相反的因為所有的不堪、疲弱、老化反應，都被隨伺在側的孩子看見了。父母經歷老化、病痛、關係終結的焦慮，最直接的投射對象就是這位隨伺在側的真孝子。父母不一定有方法能克服自己內在的衝突，因而無法對身為唯一照顧者的子女，給予感謝或讚許，反而是將這個孩子當成負面情緒唯一出口。

這一切都是因為父母覺得自己現在的樣子很難堪，無法接受逐漸邁向病弱的自己，自然會傾向去貶損留在身邊的孩子。認為真孝子就是不夠優秀才會留在身邊，要是夠優秀孩子就可以飛了，用不著被自己綁著。

父母無法改變時，請試著改變自己

如果你像安如一樣，是家中兄弟姊妹裡唯一能夠照顧父母的人，請給自己一點掌聲，當兄弟姐妹無論何故而不能與你一起分擔照顧責任時，至少你要能夠看見自己的付出。

父母也許也困在他們自己的情緒裡，所以總是有一些責怪，甚至拿你和其他手足比較。這不是你的問題，父母所看見的你，很可能只是有偏誤的你。重要的是，生活中有沒有人能夠幫助你，看見自己的價值？付出背後具有的意義？

可以選擇一個具有支持力的團體，透過團體的力量相互支持。例如：選擇一個專業的心理師，透過諮商覺察內心、找出對策；或是選擇能夠提供照顧服務的資訊平台，了解有哪些喘息資源可以利用等等，透過各種方式來減輕照顧的身心負擔。盡量將這個過程當作學習、覺察自己的機會，而不是讓原生家庭再次傷害你，陷入無法逃脫的命運之中。

社會上願意支持你、陪伴你的人很多，只要你願意勇敢說出來，走出來，為自己發聲，就能不必獨自承擔。

自己可以做的釋放小練習

真孝子辛苦了，家庭裡有很多剪不斷理還亂的投射歷程，有些來自父母，有些來自自己。

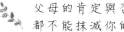

建議你，照顧父母之餘，請為自己預留一些時段，看看自己的內心。這個練習的目的，是為了幫你覺察，來自自己的投射和來自父母的投射。

第一步：寫下你的人生目標

首先，請你列下你想完成的人生目標想達到的人生成就。也許你會說：「父母親這樣我根本不敢想？」還請務必先打破這樣的想法，繼續書寫。大目標寫完後，最好還能拆解成小一點的步驟，盤點一下哪些事情是你已經開始做的？哪些事情因為受困於現狀，一直沒有去完成？

第二步：寫下父母對你期待

第二，請在另一張紙上寫下，父母親期待你有的那些成就？他們期待你完成哪些人生目標？和寫自己的人生目標時相同，先列出大目標，再繼續整理。

第三步：比較兩張清單的內容

如果你寫完後發現，第一張紙明顯多過第二張紙的內容，那麼代表其實一直覺得自己沒出息的是自己，而不是家人。你有一些想做的事情，可能一直拿照顧父母當藉口沒去完成。

從現在開始，請你固定撥出一些時間在自己想做的事情上。當你開始去做這些心裡想做的事情時，就是不斷往想要的目標前進，一事無成的感覺也會減輕。

如果你的第二張紙，內容明顯多過第一張。那麼代表，你對自己的現況感覺很滿足，沒有額外的目標要達成，只是父母的標準比較高。如果是這樣，其實你要增加的反而是自我肯定的能力。比如，可以回顧過去的生命裡，哪些成就是已經達成的？哪些事情讓你現在的生活可以擁有一定的生活水準？這些都可以是自我肯定來源。

親愛的，你已經長大了，你的價值不是由父母來給你的。也別讓父母親的攻擊，和對天邊孝子的誇讚，變成了你失去手足情誼的原因。

給照顧者的話

給代替手足照顧父母的你

你的兄弟姊妹如果不能分擔你照顧父母的重擔，在承受著父母的情緒與照顧責任的同時，也請記得給自己一點空間，請透過以下的練習，讓自己心裡的負擔少一點。

我的人生目標有哪些：

父母對我的期待有哪些：

請比較兩張清單，若有尚未完成的人生目標，請在照顧父母之餘，留點時間給自己，一點一滴地去完成你的人生目標。

照顧過程中，千萬不能只學到無助感

面對失智至親，最讓人疲憊的不是體力上的消耗，而是心靈上的煎熬與受挫，因為最熟悉的親人，也許下一秒就是最生疏的陌生人了。

宜涵的母親一年半前被診斷罹患有失智症，因為失智症的病情會不斷惡化，加上宜涵母親身邊缺乏讓她活下去的動力與刺激，可能因此病情惡化的特別迅速。

原本家中擁有一家小餐館，但卻因為父親將手頭上的資金投入在幾乎不可能回本的博弈上，直到父親開始被追債跑路不回家，才知道那個月已經發不出店裡員工的薪水。儘管事發之後仍有兩位員工願意留下來。但隨著追債的人上門次數愈來愈頻繁，生意幾乎做不下去，常客也都被嚇跑了。逼得宜涵母親不得不放棄餐廳的生意，改擺路邊攤賣衣服。

宜涵的姊姊，兩年多前到美國打工當保姆，本想賺點錢讓家裡不要那麼辛苦。後來，認識了雇主的弟弟，進而相戀，決定留在美國結婚，一輩子不回台灣了。在台灣的宜涵母女得知此事時，已經是收到喜帖那當下了。姊姊的決定，讓宜涵和母親非常不諒解，自此之後，母親性情變得非常暴躁且缺乏安全感，母親經常戲劇化地說不然自己去死好了，更經常會對留在身邊的小女兒酸言酸語，也會懷疑女兒哪一天就不回家了。這樣情緒反覆的狀態，每天都要出現好幾次，到了一年多前母親被診斷出失智症後，狀況就變得更加嚴重了。

母親總是在三餐吃飽後，催促著宜涵再去廚房備飯給自己吃。宜涵總是得耐著性子跟母親解釋剛剛已經吃過飯了，再吃對身體不好。但反而會因此暴怒，說是宜涵要餓死自己。而且當母親認得宜涵的時候還好，有時如果母親將宜涵錯認為不顧反對嫁到美國的姊姊，母親這時就會推打宜涵，並且辱罵她不孝。這些辛苦都變成了宜涵的家常便飯。

當照顧的辛苦成為日常

「照顧得好累，有時候真的很想就這樣一走了之，乾脆帶媽媽一起走……」

「我覺得如果我沒有控制自己，那當下我應該就對媽媽還手了。其實好幾次，我除了伸手抵抗媽媽丟過來的拐杖以外，我也好想伸手過去先掐死媽媽再自殺！」

想和被照顧的家長一起同歸於盡，這是許多孝子孝女的心聲。

留在父母身邊的，往往是那個最被忽視，接收父母最多負面情緒的孩子，既成年了，也有能力離家，為什麼願意守在長輩身邊？換作是你，你願意嗎？和宜涵一樣，每當被母親丟拐杖，想殺了失智母親和自己一走了之的想法都會浮現，最終每次都戰勝了這種大逆不道的想法，選擇繼續承受母親毫不理性的對待。留在身邊照顧的子女，即使某些片刻有過想殺死父母再自殺的想法，他們的付出仍舊需要被肯定，被看見。

「媽媽就是生病了，我知道的，但我自己也生病了……」宜涵沒有崩潰，只是很冷靜地說出這些話。這樣的反應，是在心理學中很典型的「習得無助反應」。

這個反應來自於一個很有名的研究。研究中將狗分為兩組，分別放在通了電流的吊床上。第一組狗被電流電擊時，有辦法壓桿讓電流停止。第二組的狗，無論做了什麼嘗試都無法停止電擊。而後，實驗者將兩組狗都放到一間通電、放有障礙物的屋子之中，第一組的狗遭受電擊時，會跳過障礙物逃跑。第二組的狗，只會安靜地停在原地等候電擊。

很驚人的結果，對嗎？第二組的狗，竟然連嘗試都不肯就放棄了，寧願在原地承受電擊。實驗的啟示是，長期處在無法改變的狀況之下，無論是動物或人，都會放棄努力。

無助感，長期照顧者的首要大敵

宜涵的反應就如同實驗中第二組的狗，有著放棄努力的思維。而這樣的心理狀態，則會在認知思考上，有以下三種表現方式：

當病人狀況轉壞，都是自己的錯

比如，宜涵會認為自己一定有什麼事情沒有做好、沒有做夠、或做得不對，才會使得母親的病情無法好轉。這個意思，也可以做另一面的解釋，意即宜涵認為只要自己可以多做一點，媽媽的狀況就可以變好不會惡化。

宜涵認為自己可以控制所有事情的發生與否，但是，事實是宜涵母親的失智症並非宜涵可以扭轉的局面。無論再怎麼努力，也無法使得母親的記憶多增加一點。那樣拚命的對抗無法改變的事情，其實是把自己英雄化了，認為自己無所不能，但卻容易被現實給打敗，知道自己其實什麼都不能做，在擺盪之間，導致照顧者衍生出習得無助感。

否定自己，所有事情都會做不好

無助感會讓人普遍化所有的事件，認為自己不只對親人的病情無能為力，會將失敗的經驗放在所有的情境，更是一個無法改變的自我價值感。

宜涵的身分角色，除了是女兒，也是公司的員工，也是別人的女朋友。讓宜涵感覺失敗的事件可能只發生在家裡，但習得無助的她卻會把這些情緒放大到其他不同的環境之中。

偶爾在公司犯錯時，會覺得自己很糟糕才會犯這樣的錯誤。被上司責罵是應該的，她也會學著逆來順受，不對公司採取任何主動的姿態，以免多做多錯。偶而和男友吵架時，也會以責怪自己的方式來面對，覺得自己連女朋友都當不好，萬一到時候對方離去了怎麼辦。

只要活著一天，就永遠無法解脫

因為照顧者的角色身分太大了，困境也太大了，宜涵想不到除了求死以外的其他解脫方法。看起來像無止盡的照顧行為，當自己的照顧並不被接收者賦予價值時，這條路彷彿是幽暗的隧道，如何也無法看到亮光。

「才照顧一年半，我就覺得耗盡了我的一輩子。我難以想像，日後母親要是活得更久，我要怎麼陪伴她度過？」

畢竟，對於孝順的成年子女照顧者而言，放在家人身上的時間和金錢都已經嫌太少了，怎麼還有空管自己？當家人有需要的時候，首先想到的都是犧牲自己的需要，去滿足家人的需要。即使不是家人現在的需要，照顧者還需要考慮長久的將來，一想到未來不知道會發生多可怕的事情，宜涵就會撙節現在的開支，存下來預備那個看不到亮光的明天。

有時也會覺得自己就像前述實驗中的狗兒，好像無論做了什麼嘗試都無法改變。無法改善病人的病情，也無法將照顧的重擔卸下，甚至這樣的無奈也已經蔓延到生活的其他層面了。

照顧和失智父母，你該這樣相處

失智症是指智能有逐漸退化的狀況，判斷、計畫和思考能力已經嚴重到無法維持日常生活，不僅會為當事人也會為照顧者帶來相當的困擾。有些失智症患者，也會有性情大變的情況，本來是一個溫和的人，卻逐漸不能控制他的脾氣。

了解失智症的病程與各個階段的行為特徵

對於失智症的照顧，必須先了解失智症的病程與各個階段的行為特徵。一方面掌握病程進展，另一方面也能先讓照顧者做好心理準備。

失智症初期：

對於新近發生的事情沒有印象，甚至會忘記自己剛剛進食。常常在找東西，看起來很健忘，會開始忘了關水龍頭或瓦斯，有一些以前不常發生的現象，導致開支增加。在不熟悉的地方出入容易迷路，否認自己健忘，並且會說出本來沒有的事，給人感覺像在說謊或掩蓋什麼。

生活自理尚且沒有問題、難以專注、情緒低落或是容易發怒、本來可以處理的事情現在變得困難例如：買菜、數錢、準備餐點。

失智症中期：

除了新近記憶記不清外，對以前的事情也記不清楚了，例如：自己的出生年月日、家中地址、電話號碼，也會出現定向感的問題，不清楚今天是星期幾、什麼季節。需要他人協助洗澡或穿衣、尿失禁、生活作息有時會日夜顛倒、有妄想、幻覺、甚至暴力發生、不太喜歡與人交流，把自己封閉起來、變得很退縮或變得冷漠，話很少，還會反覆問同一件事。

失智症後期：

無法辨識正確的時間和地點、無法正確的辨認出人臉與名字，或其他人際脈絡的訊息、無法確切的使用詞彙，表達本意、大小便失禁、生活完全依賴他人照顧、活動力減低、變得幼稚、會有不當行為，例如：玩糞便、吃異物等等。

與失智的父母站在同一陣線上

中度失智者可能忘了自己用過餐，一直催促還要用餐。宜涵為了母親身體好，努力說服母親，剛剛已經吃過飯了。可以改對母親說：「好，我會去準備。」如果母親在聽到回應後，就遺忘了這件事，就不需要真的去行動。或是用母親可以接受的方法轉移母親的注意力，待下次母親再提起時，也不需要爭執已經吃過飯的事實，只要再次答應母親會去準備即可。病人若將照顧者誤認為他人，則順著病人的內心世界回應即可。例如：若宜涵被錯認為大女兒，則順著母親的內心世界。抱著母親說：「媽媽我回來了，讓媽媽擔心生氣了。」母親態度會從憤怒軟化成悲傷。憤怒是比較難以承接的情緒，但悲傷，則可以陪著母親一起哭泣。

保持規律、單純的生活

配合失智症的父母過去的生活習慣和喜好，安排規律的生活作息。盡可能不要更動家具或擺設，或買來許多新奇的設備，因為長輩調適能力變差，不熟悉家具用途或擺設的狀況下，可能反而會造成傷害。

像是照顧孩子一樣的照顧失智症病人

孩子小的時候，父母都曾經有過害怕孩子誤食的經驗，比方如果孩子將五顏六色的藥丸誤認為糖果吃下肚，可能會有嚴重的後果。將洗碗精誤認為飲料喝下，也可能會有生命危機。因此，為了讓小孩不要亂碰亂吃，父母親會採取安全措施，把危險物品或藥物收到打不開的櫃子裡面，增加取得的難度。對待失智症父母也是一樣，必須將這些物品收在無法隨意拿取的地方。

善用科技與說話技巧，讓自己安心

失智症患者會有走失的風險，可以把愛心手鍊或是GPS定位裝置，說成護身符、祝福禱告過的物品幫父母戴上，用不讓父母覺得難堪的方法達到追蹤父母去向的目的。

給照顧者的話

一段話，送給辛苦的照顧者

親愛的，長照的路上，有很多感覺使不上力的時候。如果發現自己有習得無助感的傾向，可以把這些話抄起來，貼在明顯的地方，天天提醒自己。

我在經歷一個正常的哀傷歷程。
因為我捨不得看親人在病中受苦，
才會屢屢檢視自己還有哪裡沒做到、沒做好。
病程的惡化和我無關，我不用因此責怪自己。
面對親人的生病，我承認讓自己更無力的是失控的感覺。
親人的生病是一個引子，讓我覺得無法掌握我自己的人生。
我願意盡一切可能為自己努力，也願意將無法控制的事情交託給上天。
謝謝這一切經歷，讓我這麼早就能夠學習生、老、病、死這些功課。
謝謝我自己，這麼認真的面對每一天、面對我所愛的親人、與我自己。

擔任照顧者的這條路上，你真的辛苦了！適時的拉入社會資源，不要凡事都自己擔。好好照顧自己，不要累壞了。

寫下你的心情，讓自己放鬆一下。

當照顧者有了憂鬱症，影響的不只是自己

家中的照顧者，最大的負擔往往不是體力，而是精神、心靈層面的耗損，沒有時間好好修復，也最容易被忽略，總是等到憂鬱症狀出現了，照顧者才驚覺自己需要好好休息。

憶萱的父親，去年被診斷出重度憂鬱症，在固定服藥治療下，失眠、食慾不振的情況已經獲得明顯改善。然而，憶萱看到的卻不只這些。自從父親被診斷出重度憂鬱症以後，自己和媽媽就沒有辦法和爸爸有正常的對話、日常生活的溝通。加上一家三口，都在外公開設的公司上班，父親的狀況，讓大家倍感壓力。

憶萱母親說，以前先生不會在公司裡面對岳父、太太和女兒大小聲，但是他生病之後整個人都變了。有時候在公司，他也不顧旁邊有誰，就對我們發怒。講的事情若是公事也罷，

但偏偏憶萱的父親連家裡面的大小事，都會一併發洩出來。現在連公司員工都傳出耳語，說這是老闆家族上演的連續劇，每天都有新的劇情，被當八卦聊天的素材。

憶萱身為女兒，看到父母吵架內心難受，偶爾也會想幫著媽媽。因為她也看到了母親同時是女兒和妻子，夾在爸爸和先生中間，在公司裡面又需要承受其他人的眼光的辛苦與多重壓力。

「因為媽媽很委屈啊！他是老闆的女兒，先生在公司又只會製造麻煩，爸爸難道不知道他這樣的狀況讓媽媽很為難嗎？自己如果不是仗著老闆女婿的身份，今天公司大可以開除他的！」

憶萱的母親說起自己的處境，也邊說邊掉淚。

「從去年到今年，無論是任何事情，我都沒有人可以商量。只要一件小小的事情，老公就會情緒爆炸，為了讓家裡氣氛不要總是那麼糟，我唯一能做的只有要求自己忍耐、忍耐、再忍耐……有時候我都覺得我也快要得憂鬱症了，為什麼他不能多體諒我一點呢？」

另外一個家庭裡的品泉，媽媽從去年十月開始，失智症逐漸惡化，幾次媽媽出門忘了回家的路，都是透過好心路人報警，才能把媽媽從警局接回來。媽媽還經常把品泉誤認為已經過世的老公，把早年對婚姻的不滿和怨懟都投射到品泉身上。

品泉揉著太陽穴，用手遮著臉，苦惱地說：「即使到現在，我情緒一來的時候，也會想把媽媽搖醒，大聲對她說『看清楚，我是你兒子！不是你老公！妳有什麼話想講，等妳死了再去陰間告訴他！』明明就知道這樣一點幫助都沒有，但我就是沒有辦法控制自己……」媽媽要是能夠搖醒，讓這些惡夢般的一切過去也就算了，可偏偏母親的失智症並不是噩夢，而是現實！

照顧者身心煎熬的樣態，也會影響其他家人

憶萱母親和品泉，他們都在經歷照顧者身心煎熬的壓力。憶萱的母親，沒有發現到自己是身心煎熬的照顧者。

子女承襲了照顧者親人的情緒時，就如同憶萱一樣，會為母親抱不平，面對父親會有生氣難過的情緒。這些情緒本該是屬於憶萱母親的，但因為母親沒有意識到，也不允許自己表現。反倒被女兒內化以後，從女兒對待父親不耐煩的態度中透露了出來。但往往下一個出現身心反應、行為反應的，就是子女本身。

很多比憶萱年紀更小的孩子，很容易接收父母親相處中間的焦慮感，而後將焦慮感內化成為行為問題。內向一點的，可能會出現自我傷害的情形，或是學業成績逐漸下滑。外向一點的學生，最可能的反應就是以叛逆行為來表現，不按照學校的規則完成學習或是遵守校規，在家也和其他家人會有許多衝突。

家中的照顧者因為不知道要如何與被照顧者相處、不清楚病程的發展、不了解怎麼去消化照顧歷程引發的各種情緒，照顧者常常會像品泉有快要失控的無助感，或是覺得也很想像憶萱母親一樣哭著說出來：「再這樣下去，我也快要憂鬱症了！」

最後，可能導致整個家庭生病。一切就是從個體無法維持自己的生活功能，其他家人為了照顧這個生活失序的家庭成員，犧牲自己的需要開始。每一個人都降低了對外界壓力的回應力，降低了復原力，直到最後只要家人相處在一起。就變得不愉快，就像是打了許多死結的關係。

當心憂鬱症狀，悄悄來襲

憂鬱症的症狀會明顯地出現在飲食和睡眠的改變上，家中有需要長期照顧、陪伴的家庭，照顧者無論是伴侶或者是兒女，都經常要面對病人突發或惡化的身心症狀。並且因為金錢和時間等資源都投注在照顧病人之上，自然壓縮到照顧者自我照顧的時間與金錢分配。

隨時都可能需要面對病人提出的要求，容易讓照顧者睡眠週期被打斷，或者心裡有罣礙而無法安心入睡。飲食上面，也可能因為擔心、焦慮、自責、恐懼等影響，而有食慾不振或是以吃消減壓力的現象。久而久之，情緒自然容易受到影響，可能變得沮喪、提不起勁，或者出現情緒失控、無法克制怒氣等情況。

警訊一：對病人慷慨，卻對自己吝嗇

照顧者通常對病人很慷慨，卻吝嗇給自己一點休息或犒賞，導致他們更容易成為憂鬱症的潛在族群。猶有甚者，照顧者如果還是硬撐著，接收到家庭中各種情緒反應出憂鬱症狀的，就可能是孩子。

如果能即時在專業人士的陪伴下釐清這個訊息，其實就有轉機了。家庭必需要改變他原本運作的樣子，照顧者需要學習照顧自己，受照顧的人也得學習處理自己的挫折情緒。如此，照顧者和受照顧者，才能夠都變得獨立、有界線，不需要太依賴照顧或依賴被需要的感覺繼續生活下去。

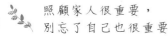

警訊二：子女陷入親人的關係與情緒中

照顧者有意識的區分自己的狀態與憂鬱症的距離，照顧者有意識的看見並在協助下表達情緒，才可能讓孩子免於接收到家庭的焦慮投射，安心地在自己的人生發展階段上完成學業或是交友目標。因為孩子知道，父母親有方法可以處理好生病後的衝突，才有辦法轉身面對自己生命中的困難。

否則，父母中間未解決的情緒，時間一但拉長。也很可能就像品泉正在經歷的一樣。品泉成為了家庭的犧牲者，每次母親控訴品泉、拿物品攻擊品泉時，品泉也彷彿看見父母親的衝突再度重演，對父親他也有不諒解的心情，對被母親誤認為父親自然加倍憤怒與無奈。只是母親的失智症讓一切變得模糊，也沒辦法讓母親再來處理與先生中間那段未解的情緒。和母親談論，究竟在兒子身上看見了老公哪些讓她心碎、憤怒的特質？

品泉需要學習的，是從父母的關係中分離。即使父親已經過世，但顯然他對父親的憤怒還沒有處理過，不可能讓怒氣隨著父親被埋入土裡就一起消散。他需要重新看見，自己受到父親的影響是什麼？自己身上仍舊有父親的影子和血液，他怎麼想這件事的？過往他成為母親的投射理想伴侶的對象，現在成為母親攻擊的對象，這些事情他又是怎麼想的？怎麼從這個父母都已經在意識上消失的三角關係裡走出來，重新照顧自己？

警訊三：別拒絕尋求專業協助，讓更多人支持你

有很多人覺得找心理師會談無助於現狀的改善，而且又是筆不小的花費，想到就退怯了。也許心理師在實質照顧上，沒有辦法提供類似喘息服務般直接的幫助。但是心理師能教你的，卻是如何在照顧路上走得長久，如何不被原生家庭帶給你的情緒綑綁，以至於無法畫出

情緒界線，做出好的照顧決定。

如果可以，請讓心理師陪你走一段，重新看見自己的內在力量，讓專業支持你，也讓你支持自己。

給照顧者的話

憂鬱症量表，照顧路上的小叮嚀

這裡提供簡單的憂鬱症量表供讀者自行檢視，如果左欄的敘述出現的愈頻繁，就愈有可能是憂鬱症的高危險族群。提醒您，量表結果不是診斷，如果懷疑自己有憂鬱症，仍舊需要尋求專業心理師或精神科醫師釐清！

	沒有或極少 每週一天以下 1分	有時候 每週一～二天 2分	時常 每週三～四天 3分	常常或總是 每週五～七天 4分
我常常覺得想哭				
我覺得心情不好				
我覺得比以前容易發脾氣				
我睡不好				
我覺得不想吃東西				
我覺得胸口悶悶的 （心肝頭或胸坎綁綁）				
我覺得不輕鬆、不舒服、不爽快				
我覺得身體疲勞虛弱、無力 （身體很虛、沒力氣、元氣及體力）				
我覺得很煩				

我覺得記憶力不好				
我覺得做事時無法專心				
我覺得想事情或做事時，比平常要緩慢				
我覺得比以前較沒信心				
我覺得比較會往壞處想				
我覺得想不開、甚至想死				
我覺得對什麼事都失去興趣				
我覺得身體不舒服（如頭痛、頭暈、心悸或肚子不舒服等……）				
我覺得自己很沒用				

我的分數是　　　　分

＊本表格引用自董氏基金會網站「台灣人憂鬱症量表」。

如果你做完量表後的分數偏低，表示在照顧歷程裡，你能夠好好紓壓，或者固定參與的團體、見面的人，是否給了你的支持，讓你可以在照顧路上不覺得孤單。可以的話，請看看身邊有沒有和你一樣的照顧者，和大家分享自己的自我照顧方法，我相信這對很多其他的照顧者來說，會是一個很大的幫助。

如果你的分數偏高，請你先不要緊張，將這個分數，當作重新檢視自己生活的機會。如果你願意重新檢視生活，重新找到照顧他人與自我照顧的平衡，這個分數就只會是暫時的。

分數只是呈現狀態，你這陣子很慷慨地把自己的時間和金錢，分享在需要照顧的病人身上了，也該回頭照顧自己了喔！

寫下你的心情，讓自己放鬆一下。

全家一起攜手合作，讓倒下的一家之主重新掌舵

看著過去保護全家的支柱，突然倒下，誰能不擔憂、不傷心。學習面對這些負面情緒，也是照顧路上的必經之路。

可晴的先生，因為腦中風導致右半身癱瘓，雖然持續復健，但身體動作仍無法順暢進行，身體的知覺也還是很遲鈍。才五十四歲的他，大家都鼓勵只要持續，甚至是加強復健一定會很快恢復健康。但他卻一直抱著自己康復的可能性很低的想法，對於療程始終抱持著消極的態度。同時也因為中風的關係，不僅吞嚥困難，表達上也有一些障礙，讓他癒後的狀況更加不理想。

可晴甚至觀察到，中風讓先生的性情有了大轉變，使得過去開朗話多的先生變得不再樂觀健談。在家族聚會裡，他變得退縮，想躲起來，不想再與人互動。知道先生經常眉頭深鎖，偷偷掉淚，貼心的她開始尋求各種資源，也尋求心理專業，想了解要如何協助中風失能的先

生以及自己，度過這一段難熬的時期。隨著諮商會談的進行，漸漸地，先生願意加入諮商會談，一起與妻子面對婚姻中的轉折，連二十七歲的大兒子瑋麟也加入。

身體的失能，也帶動了心裡的挫敗感

這樣的家庭，不只中風的病患在面對人生中重要的轉折，對婚姻經營而言也是一項考驗。能不能順利轉變，影響的除了兩人的夫妻關係，也影響家庭成員的互動與孩子的成長。

幸好，兩人最大的孩子瑋麟今年也已經二十七歲，早就已經從家裡獨立了。兩人經濟重擔沒有其他失能家庭來得嚴重，可晴雖然尚未從公司崗位辭職，但大兒子能夠幫忙分擔照顧壓力，偶爾陪同先生到醫院就醫，幫弟弟準備晚餐，已經能減輕很多負擔了。

中風，將先生本來健康的身體、外表一點一點侵蝕，讓他產生不如以往的感覺，在人群中有一種自卑心態。可晴的先生說道，雖然生病後有不少人安慰他：「擁有生命，就擁有希望！你只是失能，但心裡還是要正面積極啊。」但在可晴的先生聽來，完全沒有說服力。

以心理學的角度看來，這是很自然的。因為，這些東西本來都屬於我們，一旦被奪去，我們肯定會哭天喊地的跟老天、上帝爭吵：「為什麼我不能像以前一樣？為什麼沒辦法復原？我希望本來的我可以回來！」就是這樣的想法，把失能的患者捲入悲傷失落的漩渦中，也把伴侶或整個家庭一起拉下去。

被奪走原本擁有的健康，誰能坦然面對

「其實一開始時，我覺得父親很脆弱。父親對復健非常消極，那時我對他很不滿，我想，難道你沒看見媽媽有多辛苦嗎？你怎麼可以不積極呢？」瑋麟曾表達這些對父親的負面評價，從這裡也看見家庭關係裡面父子糾結的情節。

按照父系社會一脈相承的主流價值觀，男性在家裡，一直就被當成一家之主、需要是靠山、需要堅強、需要保護整個家完整的角色。但是，這些想法卻同時困住了男性，讓他們無法示弱、不能有情緒，永遠都需要硬撐。當身體狀況與心理狀況尚且能夠支撐時，男性可以

用這樣的形象活在家人的心目當中，也會以此為豪。這也帶來了痛苦，當男性像可晴的老公一樣，經歷了巨大的身心轉變時，在他的自我認同、自我形象隨著生病而崩解時，還需要擔心從伴侶和孩子（尤其是兒子）來的冷言冷語和奚落。

「那時和父親的關係變得很容易吵架，我看到他就覺得很煩。但直到今天說出來，我才終於知道自己在氣什麼。原來我在氣過去曾經教我，要像個男人、不能哭、要堅強的父親倒下了……」瑋麟沈默了一下。

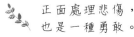

「聽到兒子這麼說，你怎麼想呢？」我問瑋麟的父親，他遲了一會，告訴所有會談室裡的家庭成員說：「我那時不知道，只是覺得是不是照顧我讓他煩了！那陣子我脾氣也很暴躁，就只有想到自己……」

一般來說，男性為了隱藏自己的失能和哀傷，並且再度獲取權力感，很容易就用發脾氣、生氣暴怒的方法來與家人相處。此時的他，如果已經沒有辦法用身體優勢來獲得力量，那麼也只能轉往用情緒高漲的方法來讓其他家庭成員覺得恐懼。

可晴說話了，「人是會累的……也會受傷，爸爸經歷到那麼嚴重的身體狀態改變，不會沒有情緒。」可晴接著說起了幾次看到先生躲起來偷哭的場景，就有幾次是瑋麟在醫院剛和父親吵完架，父親復健不順利又開始發脾氣，和個孩子一樣坐在地上不願意起身，老是說一些喪氣話，「你們都不用管我，我自生自滅就得了！」

瑋麟也曾經一聽到父親這樣說，便撂下一句：「這可是你說的！」轉身就離開。那次，可晴剛好辦完一些醫院的手續，進到復健室裡只看見先生坐在地上，用袖子抹去眼淚，她說當時先生坐的那塊軟墊上，有什麼液體慢慢地擴散出來，面積愈來愈大片。原來是先生想如廁卻沒有辦法靠自己站起來，才尿了一地。

家有失能病人，照顧者可以這麼做

這個家庭，過往兒子與父親都被捆鎖在社會認為男性該如何的期待裡，彷彿一個封印，凍住了父子的情感流動。因為他們中間總是隔著男人不能軟弱的信念，彼此期待自己與對方都能夠更強一點。

父親希望自己可以再次強大起來，能夠扛起整個家，但身體的極限困住了這個曾經的國王。兒子潛意識裡偷偷期待父親可以再次回到記憶中那個凡事都行的父親，當父親因為身體極限而做不到時，兒子則把不能表達的失落感變成憤怒，在照顧之中還給父親。

瑋麟不是不孝，他只是以男人對男人的方法在幫助父親，但這樣的方式，卻不是對家庭繼續前進最有幫助的方式。而父親在情緒上的強勢，也對讓兒子認同他、體諒他沒有丁點幫助。過去他曾是兒子的榜樣，現在他得換個方式繼續讓兒子可以信服他，這也許可以從配合復健開始做起。如果家中有長輩正在經歷失能的過程，你可以這麼做。

步驟一：協助自己／對方承認「我已經失去了」的事實

大部份的人都希望時間能夠倒轉，能夠回復到本來的樣子。當人們這樣想的時候，其實一方面也是在壓抑內心的哀傷情緒。畢竟，許多人都認為：「如果承認，就代表這是真的！」但是，承認我已經失去了，是哀傷歷程中非常重要的一環。

走過這一段的可晴夫妻與大兒子瑋麟，不會再企盼回到過往那樣的身體狀態、外表，而願意睜開眼睛看見事實。

步驟二：允許自己／對方感受失落帶來的情緒

願意接受現實，會產生很多複雜的心情。比方說：憤怒、不平，想跟老天吵架或是恐懼，害怕事情往不好的地方去，或是拖累家庭等等。這些情緒，很容易讓人覺得事情沒有進展，甚至變糟。但這都是正常的歷程，不要因此而退怯，當你願意去感受這些情緒時，代表你正慢慢步出失能的悲傷。當這些情緒出現時，可以透過和自己對話的方式，安撫自己的情緒。

太太可晴的角色，可能會經歷比較多焦慮和擔憂，害怕自己已經盡了全力，另一半卻還是不見好轉。也會擔心，這個狀態如果持續一輩子怎麼辦？同時在這樣的想法出現當下，太太也會自責，認為自己怎麼可以這樣想？這樣想會不會招來負能量讓先生更加不見好轉？

如果你是這樣的照顧者，可以透過對自己說的方式來進行。告訴自己：「這是一個很大的衝擊，我可以允許自己擔憂、焦慮。」先肯定自己可以擁有這些情緒，而不是想盡辦法排除，去掉或不要。

「我看見自己除了擔憂以外，仍舊努力的在付出。」允許自己能夠感受情緒後，再肯定自己這段時間一直在做的事。「很多事情不一定能夠操之在我，我會試著讓自己接受無法控制的事。」想要控制控制不了的情境，會導致焦慮和擔憂的情緒更嚴重。主要目的在修正念頭，讓自己從想要控制的心念中走出來。

而案例中大兒子的角色，很明顯地具有憤怒感受。認為父親不夠積極，認為父親不振作是在傷害周圍的人。憤怒感受的處理，也可以透過和自己對話來調整。第一步，也是接受自己的情緒，肯定自己能夠擁有憤怒，而不控訴自己不孝。可以練習對自己說：「生氣是可以的，因為我對父親有好多期待，希望他能像過往一樣堅強。」

「我看見自己一再嘗試，幫助爸爸復原的方法。」即使無法克制的發了脾氣，也不能否定一再努力的嘗試。

再來是，告訴自己：「我能允許父親用自己的步調康復起來，而不是用我的期待加諸在他的身上。」這部分調整期待，在心裡面允許父親有自己的時間和空間。

需要提醒的是，憤怒是淺層的情緒，悲傷通常埋在憤怒底下。這部分，需要一再的覺察自己內在與自己對話，才能夠逐漸走到。一開始要練習，可能會覺得不習慣，或覺得很奇怪。建議你可以找專業的心理師，陪伴你。

步驟三：一起從生病中找到意義

經歷失能的本人與家屬，都也經常會問老天：「為什麼？為什麼是我？」這問題一方面能夠幫助我們去感受失落情緒，也能夠透過不斷自問，去找出生病的意義。

例如，過去瑋麟的父親，也許太專注在事業上，長期忽略了身體與家庭。生病是在告訴父親，可以放鬆下來、不需要那麼拚命，這個階段可以多花時間和家人相處。可晴過去是一個受到照顧呵護的人，先生生病這件事，對她的意義則變成以前都是你在照顧我，現在換我來為你付出。

如果能夠順利走完三個階段，就能夠重建與世界的關係。比方，案例中的父親，也比較能夠在會談的後半期，願意談論未來的微型創業計畫，做點小生意，找到自己在家庭與事業上的重新定位。

給正閱讀的你們，走在失能復健的路上，一定非常五味雜陳。不論是陪伴者或是當事人，感覺身體或心理上疲憊都是很正常的。生病的疼痛、失能的哀傷、辛苦的復健過程，看起來就像是條漫漫長路。記得給自己適當的休息時間與空間，當心理調適好了，身體功能更能透過對復健的堅持，慢慢地獲得改善。

接受每個當下的自己，看到自己與親人正在一點一滴地進步。身體或病情有時無法控制，但我們在學會哀悼之後，還是能創造出正向連結，這個正向連結是與自己、他人和宇宙萬物的共鳴。

珍貴的是，不要因為眼前的悲傷，失去一顆能感受的心！

給照顧者的話

當家中支柱倒下，你可以這麼對自己說

請身為伴侶的你，對自己說：

這是一個很大的衝擊，我可以允許自己擔憂、焦慮。

我看見自己除了擔憂以外，仍舊努力的在付出。

很多事情不一定能夠操之在我，我會試著讓自己接受無法控制的事。

請身為子女的你，對自己說：

生氣是可以的，因為我對父親有好多期待，希望他能像過往一樣堅強。

我看見自己一再嘗試，幫助爸爸復原的方法。

我能允許父親用自己的步調康復起來，而不是用我的期待加諸在他的身上。

寫下你的心情，讓自己放鬆一下。

幫助需要照顧的父母與自己，遠離下流老人之路

當你的父母需要照顧，身為子女的你，除了照顧者的身分之外，更應該深入了解更多老後的議題，帶著長者過更有品質的生活。

當成年子女成為照顧者，漫長的照顧過程，子女也會一天天的老去，當面對即將到來的老年，照顧者又該怎麼辦？有沒有可能，離開了職場，再也沒有信心回去；有沒有可能習慣了照顧的每一天，自己也變得不愛出門，只喜歡窩在家裡。那麼你可能正在步上下流老人之路。

又或者有很多照顧者的手足是繭居族或啃老族，許多求助者煩惱的是未來這些手足到底該如何靠著自己自立？照顧父母親已經很花心神，明明自己已經分身乏術，無法再去多照顧任何一個手足，父母卻又有意無意地傳遞期待。期待你未來也能擔負起照顧手足的責任，真的會讓人又焦慮又崩潰。

照顧者一定要了解的老後二三事

下流老人，由日本社會學家藤田孝典在其著作中提出。下流一詞，與個人道德無關，而是指中下階層。下流老人，就是過著中下階層生活的高齡人口。若是按照藤田孝典的預言，未來日本的下流老人只會增加不會減少。台灣與日本的社會結構相近，在老化議題上一直都以日本為參酌。當藤田孝典提出這個概念後，立刻引起台灣民眾的關注。

根據藤田孝典提出的，成為下流老人的其中一項成因，是——孩子沒有工作能力、不具備進入職場的技能，或是無法適應職場生活，而成為繭居族或啃老族。

繭居族，繭居族這個名詞最開始從日本傳來，指的是「三十歲以下，待在家裡足不出戶與社會互動脫節的情況持續六個月以上的青年。繭居族平均發生年齡在十五歲左右，性別上以男性居多。在繭居的症狀形成前，通常已經出現過懼學（social phobia）、拒學（social phobia）、社交畏懼症（social phobia）等症狀。若到身心科就診，也僅會獲得憂鬱症、焦慮症或恐懼症的診斷。服用藥物僅能改善個案憂鬱、焦慮、失眠、飲食失調的生理症狀，對不出門的情況卻無法改善。

啃老族指的是，孩子處於就業年齡卻不願意工作、只做兼職工、臨時工、約聘工，且經濟上完全依賴或半依賴父母的年輕人和中年人。啃老族由於經濟無法獨立，即使成年後食宿也持續仰賴年長的父母，這種情況的年輕人或中年人通常沒有能力成家，也沒有意願成家。

不論是繭居族或是啃老族，這些年輕人通常來自中產階級家庭。原因很簡單，因為家裡經濟還算許可，孩子即使不工作也不會無法過生活，不會認為有需要立刻重返工作的必要。再加上家長捨不得看見孩子在職場上受委屈，也說不動孩子出門工作，與其與孩子有一場情緒拉扯，搞得彼此都不開心，還不如允許孩子在家裡蹲一段時間。

心裡暗自期待孩子早點想通、從創傷中恢復，重回職場工作。孩子還沒想通前，就全家一起忍讓一點，在家長的想法裡即使家中多一個人吃飯，也不會多太多負擔，不計較就算了。

殊不知，時間拖得愈久繭居族、啃老族重回職場的可能性就愈低。與社會脫節太久，漠不關心職場現況、社會脈動的孩子，再次學得技能的門檻就愈高。也會更擔心他人看待自己的眼光，畏懼他人的想法而有困難踏出與社會接軌的第一步。

照顧者，別忘了提前為自己準備老後人生

下面我們先說說，身為照顧者你能提前為自己做的事。是的，為你自己做，而不是為父母而做，為什麼？因為孝順的照顧者，一旦聽見為了父母已經做了很多的自己，還要再為父母多做什麼的時候，心裡面都會先升起一股抗拒，升起一股委屈。而且在照顧的路上，你已經做得夠多了！

是時候為自己做些改變了！要相信，只要你改變了，也會帶動其他的家族成員踏上改變的歷程，接著整個家庭就都改變了。這也意味著，自己就是改變家人間相處方式的關鍵鑰匙。先從自己的生活態度開始改變起，堅持改變，持續下去，一定會看見家人間相處模式的變化。

第一：感謝不斷克服種種挫折的自己

也許你曾經埋怨父母親在你遭遇一些困難時，沒有立刻伸出他們的手，給你必要的援助，有時甚至覺得他們根本沒看見在困難中掙扎的你。也許曾經怨懟父母把焦點都放在他們自己身上，放在手足的身上，所以你是孤單長大的孩子。

在教養的書籍裡面，都會寫到家長務必要讓孩子經歷應該經驗的挫折，不要太想幫孩子解除痛苦的狀態，即使心疼也要忍住。孩子會在成長歷程的各個階段中，經歷到來自於課業學習、興趣學習、人際關係、情感上的瓶頸，但這對於孩子的成長來說都是有益的。

反而是，保護孩子過頭的父母，孩子從小經歷到的挫折是少的，從挫折中學習如何調適心情的經驗也很有限，成人以後面對挫折的方式當然也很可能是選擇逃避或不負責。父母本來想呵護孩子，卻反而給自己製造了負擔。

讓你生氣難過的，是父母親沒有適時地引導你，沒有在你受傷時陪著你哭、陪著你笑。這些都只是情緒，處理過情緒以後，請再次以長大後的眼光，去看看這些挫折與挫折帶來的禮物，這些讓你有力量走到今天。

第二：靠自己才能活出精采

當你愈早意識到父母不可能照顧你一輩子的事實，就愈容易養成靠自己努力、想方法才能謀生的習慣，也是最重要的生活態度。如果孩子不能即早知道要養得起自己，必須要付出相對的勞力和心力去獲得，孩子不會認為養成專業能力、培養理財觀是重要的，自然也就會把父母當提款機。一旦習慣養成，父母就離下流老人不遠了。

如果每個人一生就像是一場撲克牌局，出生的時候已經決定了手中的牌。那麼，我看過許多家庭環境出身並不漂亮的人，把手中不怎麼樣的牌，打得很漂亮。他們具有一個共同的特點，就是——凡事都會為自己和家人想很多步，走在前面為自己和家人做安排、做打算。他們很早就知道成人世界的規則，知道現實世界賺取金錢的方法必須要有時間、勞力或智力的付出，才能獲得相對的酬勞。甚至有些人，能從小體認以勞力或時間賺取金錢不是最快速的方法，反而能夠激勵自己想到別的賺錢模式，或即早為自己的未來做出不同的努力。

而且因為科技發展迅速，現在的工作可能二十年後通通不在，被人工智慧取代了。你對未來工作的態度也要與時俱進，與其努力保有一份穩定的工作，還不如保有不斷進化的能力！唯一的方法，就是養成不斷學習的習慣，除此之外沒有別的，這樣能力才能隨著時代和科技演進，不會容易被職場淘汰。

第三：提早為老後做好資源分配與規畫

為自己投注保險或投資理財規畫，是必須的。此外，更鼓勵所有人在還沒有需要面對意外失能或死亡時，就可以先去了解周圍還有什麼社會資源是可以運用的？什麼時候可以申請哪一些補助？我也鼓勵所有人在家庭還沒有任何狀況時，可以先主動製造一個環境讓家人與自己都能夠談論對生命和死亡的想法。

因為意外失能或死亡，總是來得非常突然，屆時，家庭很容易陷在情緒的漩渦中，讓經濟狀況與生活品質都急速下降。家庭無法儘早取得可用的外在資源，對當事人或是整個家庭都會有負面的影響。這個情況下，幾乎沒有見過家庭可以理性的討論當事人失能或死亡以後，如何同心協力地聯手協助需要幫助的家人。

同心協力，需要共識。共識，需要一段時間的討論與溝通。而且多半是互相都已經表述過情緒後的理性溝通，較能夠達成共識。若達成共識本身，是一個如此大的挑戰，怎麼可能期望受到劇烈衝擊的家庭，在之前沒有任何相關對話的基礎下，就能立刻做出一致認同地回應來呢？

前三點生活態度的改變，是你能先為自己做的。接下來，我們要回到手足間如果有人是繭居族的情況該怎麼辦？

關於手足，你可以不必再扮演照顧者

實務上，許多繭居族的家庭，都是羞於啟齒的封閉家庭。這會導致這個繭居族手足，只有家人能依賴，沒有外人能依賴的情況。你必須嘗試打破這個局面。為自己封閉的家找來一些社會上的資源。

也需要在父母親還在世的時候，安排一個父母、手足都在的機會，誠實地多方溝通未來父母老後，繭居族手足生活的規畫。這點非常困難，你可能會需要第三方或專業人士才有可能進行的下去。

因為核心家庭自身對於談論這類敏感的事情，非常不擅長。你可以邀請家人加入家庭會談中，認真的花一點時間談論這個議題。但家庭通常不願意，這時候你可以怎麼做呢？

請你和他們分享，家庭治療師是如何看待繭居族成員的。我認為，家庭之中，必定有些互動維持了個案無法出門的情況，家庭會談中經常發現繭居族的青年是為了保護家中重要的東西而寧願放棄自己的人生，但繭居族想保護什麼則每個案例都不同，需要透過會談慢慢呈現在家庭面前。

這樣溫暖的說法，反而會讓家庭成員有所好奇，想了解繭居在家的手足到底想保護什麼，進而願意進入到會談中。至少，就打開了繭居族封閉家庭和外界接觸的第一扇門。

因為，封閉式家庭，通常會對孩子有這樣的情況羞於啟齒，認為家醜不可外揚、寵溺孩子所以教育失敗都是自己的錯而更不敢向外求援，時間一長容易導致繭居情況變得嚴重。也會因為錯失了學習、求職的黃金階段，更難踏出面對社會。願意求助的，家人間彼此都還有機會能做調整，不願意求助的家庭，家人互動上多半都會愈來愈惡化，也愈來愈把全家人都往下流老人的方向推。

若是不想要父母或自己未來成為下流老人，提醒你務必練習保有本章節所提到面對人生的態度，並且真正去執行，才能更靠近你想要的生活，從孝順枷鎖中解脫！

寫下你的心情，讓自己放鬆一下。

CHAPTER 03

讓父母好心情，你也能充滿陽光

看顧著需要照顧的父母，是連心情也要一起照顧的。
若能讓病人笑顏逐開，這份愉悅也能讓身為照顧者的你，
一起露出微笑。

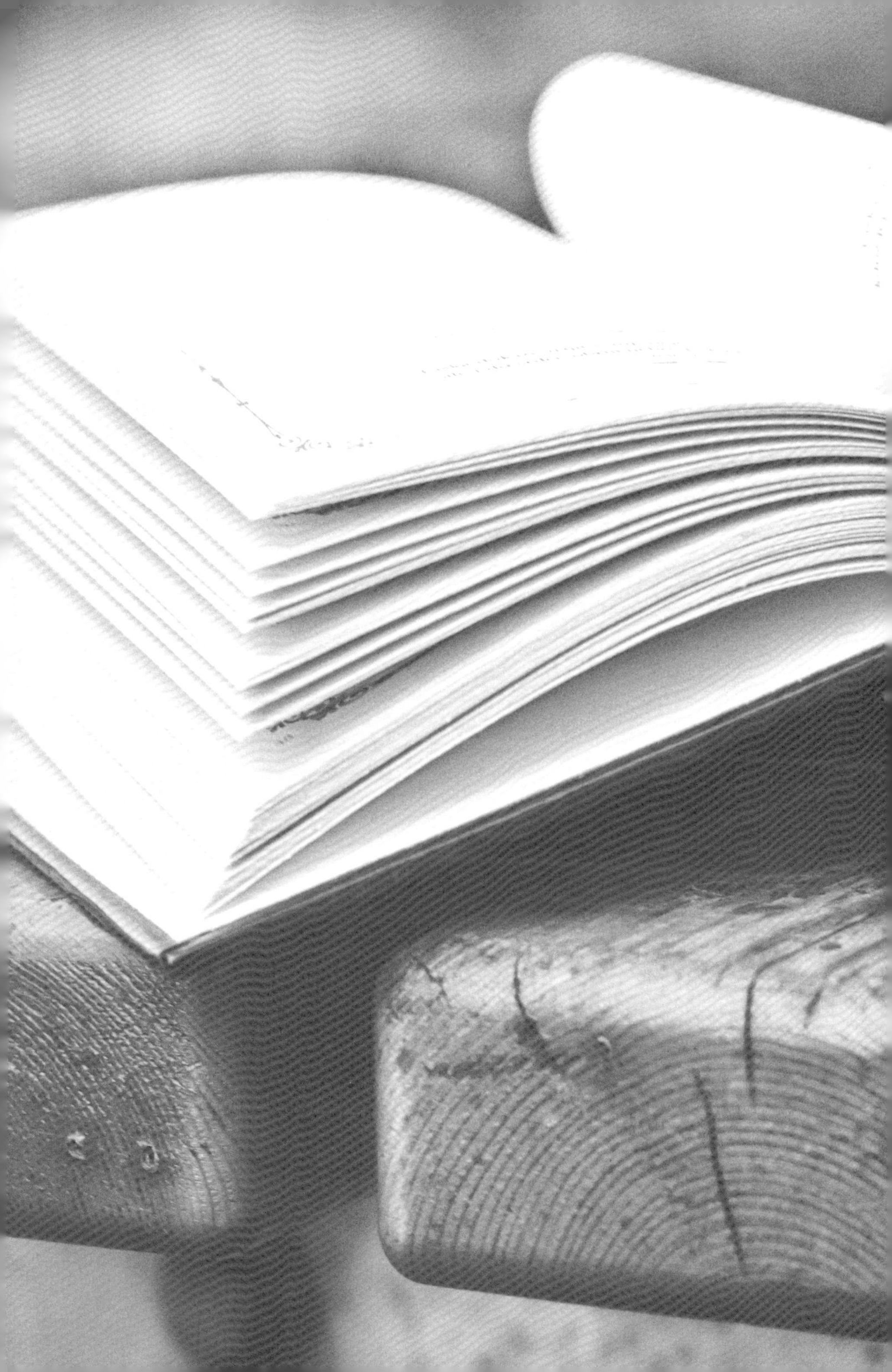

「老了，我沒用了」長輩的內疚感要如何解決呢？

照顧者與被照顧者朝夕相處，情緒也會相互牽絆、影響。當長輩覺得拖累家人時，身為照顧者的你該怎麼將陰霾散去，讓彼此的生活更陽光？

「年紀大了病痛就多，實在不知道這輩子我還有什麼事情沒完成，老天為什麼不把我帶走？我留在這裡，只是子孫的負擔……」

靜軒重述母親的話時，在她重述時，我能感受到她身為女兒的複雜心情。這常常也是身為照顧者的成年子女最常提及的狀態，就是從這些照顧日常當中衍生而來的挫折感。父母自暴自棄、喪失求生意志的樣貌，看在成年子女照顧者的眼裡，是一個巨大的諷刺。這些沮喪的表情，求早點離世的表情，都是不斷在對成年子女照顧者說：「你不用這麼努力！反正我也不想活了。」

說出這種話語的長者，傳遞著一個充滿雙重束縛的矛盾訊息。表面像是害怕造成子女的負擔，聽在孝順的子女耳中，彷彿媽媽在嫌棄自己的照顧不夠好、自己是沒有價值的母親才會如此厭世。尤其對極度付出、想把握最後相處光陰的成年子女照顧者而言，真的是終極的嘲笑，彷彿自己的付出都是沒有意義、沒有價值的。

子女心中想的卻是，如果我的付出可以讓父母收到，那麼為什麼父母不想多活一刻，多留在我身邊一些呢？難道我對父母來講，就是這樣一個沒有價值、沒有生命拉力的角色嗎？爸媽，你這樣想要求死，到底有沒有想過我這個做子女的心情啊？你知道如果我真的放棄你，不但我會被冠上不孝的罪名，我心裡也實在踏不過這一關啊！

身為照顧者的子女，孝順二字是枷鎖還是動力

靜軒母親身體和同年齡的長輩相較，算是不錯，不過年紀畢竟是大了，總會出現一些老化症狀，像是心臟無力、低血壓的現象愈來愈明顯，心悸、喘不過氣的狀況也都愈來愈多。

「這個月才過一半，媽媽已經進出醫院兩次了。每次進醫院，就是那一套程序再重複。還好兩次我都在家，不然我真的不知道媽媽會不會就這樣出事了。」

靜軒是一名公務員，為了就近照顧母親，她請調到家裡附近的區公所上班，因此放棄中央升遷的機會。「這件事還被我媽唸了很久，她每次提起就要唉聲嘆氣，說都是她害我沒辦法有更好的發展……她開始覺得活著本身就是罪惡。」

不少成年照顧者子女坦承在接收到父母這些訊息時，第一個想法是生氣，生氣爸媽怎麼可以沒有求生意志。但往往繼續往下談，會談到更複雜的感受。成年照顧者子女有時也對孝順枷鎖感到厭倦，對反覆進出醫院、長照的付出感到不耐，偶爾也會閃過「如果父母死了也許我可以解脫」的想法。但這些想法多半會被孝順的他們立刻抹去，因為攻擊年邁體弱父母的罪惡感太深刻了，無法細想。父母的話語，剛好挑中了子女的敏感神經，有一部分的生氣，其實是來自於他們對這麼想的自己不能夠諒解。

從照顧者心裡開始，重新定義「老」的概念

老，是一個已經被污名太久的概念。古代的社會無論是務農或是放牧，都需要極大的體力，因此老了就不能做粗重的體力活。直到今日，我們的社會結構改變，但卻發現我們對老的想法，仍舊維持在過去，無論是照顧者或是長者自己，都覺得老就意味著退化、退步、沒有生產力、多餘的、沒有用……年輕人也極度的怕老。現況便是，社會上對長者的污名化若一天不能除去，長者就一天無法用其他眼光看自己。

靜軒皺著眉，盯著會談室的盆栽突然說道：「啊！我想起來……外婆好像也是會這樣碎念的人，覺得自己給兒孫添麻煩啊什麼的。」

靜軒說起外婆過世前幾年，進出醫院頻繁，當時媽媽剛接任單位主管，外婆卻經常需要出入醫院，好強的母親不願意妥協醫院和公司兩邊。好在靜軒當時剛升大學，有時間可以到醫院照料外婆。「外婆當時也很自責，就是常說『時候到該走就該走了，不要拖時間給兒孫造成麻煩。』我還記得，當時媽媽還會因為這樣不開心，覺得外婆不該講喪氣話，跟外婆嘔氣……」靜軒突然明白了母親為什麼會一直這樣碎念。

一方面是看過外婆的處境，從外婆那裡學到了對老化的負面觀感與態度。再者，母親為了努力在職場與家庭照顧間平衡，必須犧牲自己的時間、體力，少了進修與滋養自己的機會。也許，母親看著靜軒，心底的感覺都是可惜。覺得因為自己生病，阻礙了女兒的發展。

照顧者與被照顧者，都需要說出心裡話

許多家庭都傳承了這樣對老的想法，以及對待長者與看待孝順的態度。靜軒承襲了母親兩頭燒的方法來表達孝道，承襲了外婆的厭世想法害怕拖累兒女。

面對這樣的狀況，必須先幫助雙方都能看見自己做出的選擇與背後的意義，與需要付上的代價。假如靜軒沒有看見自己被這樣的信念推著走，很容易最後會後悔自己作出的決定，為自己感到可惜。假如母親沒有看見靜軒是出於自由意志的選擇，就會一直內疚在心，認為是自己的錯，是自己老化才會拖累女兒。

彼此都能說出來，都能夠看見，靜軒可以減少一點後悔與生氣的感覺，母親也能夠更理所當然地接受被女兒照顧。而不需要一方懷著怨懟，一方懷著愧疚，兩方彼此誤解，讓照顧

變成戰場。本來意圖是想靠近，卻不小心愈來愈遠，積累愈來愈多負面情緒。

「母親的感覺我可以理解，但調離中央這個決定，是我自己做出來的，媽媽其實不用那麼內疚。」

靜軒的話，只對了前面一半，她為她的決定負責，不責怪任何人。但母親的內疚，則是她拿不走的，必須要母親誠實面對自己的情緒，面對老化的正向信念才有可能轉化。

如果你要照顧的長輩像靜軒母親一樣，覺得自己拖累了家人而內疚自責的話，請長者先接受自己有這些情緒。其實有內疚自責的情緒，是很能理解的，因為沒有人希望自己在脫離嬰孩狀態後，還不能獨立自主、需要被照顧。

公平地看待生命，讓照顧者與被照顧者有高品質的相處

面對這樣的狀況，照顧者可以提醒長者去想一想，為什麼親人願意花時間陪伴你、照顧你？是不是因為你們過去有很美好的連結？有很深刻的情感？和你相處，是不是總能在你身

上學到圓融、智慧的處世態度？

請長者以這樣的角度看待自己的生命，就愈不會認為病痛、老化拖住了家人，產生自卑、自責與內疚。陪伴是雙向的，如果兒孫能感受到更多善意、智慧和圓融，自然願意花時間陪伴。

照顧者也可以和長者說明，但如果每次接收到的都是自卑、自責與內疚的回應，久了以後，照顧者也會覺得心累。不能肯定自我價值的生命，也會讓照顧者對長時間照顧的行動感到疑惑。會讓人開始懷疑我這樣付出，是不是對方喜歡的？這樣付出到底有沒有價值？

比起內疚，更該引導長者表達的是感謝。感謝對方願意花時間陪伴你，感謝自己是一個這麼好的人，所以對方願意花時間在你身上。比起罵自己沒用，讓長者與照顧者能擁有高品質的相處時間，才更值得。

讓被照顧長者放心，你可以這麼說

願意陪伴，是因為想向長者學習：

因為過去的美好連結，因為彼此之間的深刻情感，讓人願意付出時間照顧，更可以在你身上學到圓融智慧的處世態度。

引導長者表達感謝：

感謝對方願意花時間陪伴你，感謝自己是一個這麼好的人，所以對方願意花時間在你身上。

情感陪伴是雙向的：

若長者願意給予正面的回饋，也能讓照顧者更舒心，也不會讓照顧者質疑是不是自己哪裡沒做好？彼此都能有更好的日常生活。

別說自己是無用老人，我渴望聽你分享人生

如果你家裡有著頻頻否定自己的病中長者，請告訴老人家，你有多喜歡他過去的事蹟，你有多崇拜他！讓被照顧者也能心裡充滿陽光，照顧者也同樣能接收到溫暖。

某天聽瓊雅說起家族中發生的故事。

她有位特立獨行的表姐，曾經剪了顆三分頭，把家人嚇得半死。讓她還特別被請去吃晚餐，商請去打探表姐到底愛男生愛女生。其實她早就知道表姐是個雙性戀，卻從來沒有出賣表姐，為表姐保守了好幾年的祕密，一律裝傻、裝無辜帶過。表姐大學在法國念行銷，畢業後打算留在法國工作，這麼多年之間表姐從來都是隻身回台，沒帶過任何伴侶。

不過，就在從法國學成歸國返家時，卻反常地邀了男友到家中作客，而這個男人，也是

瓊雅後來的表姐夫。她記得表姐夫當時話很少，一頭長髮，打耳洞，看起來痞痞的，一副是就是藝術家的樣子，表姐夫雙手上總是沾滿了難洗乾淨的顏料，牛仔褲上也總是有被顏料噴灑的痕跡。表姐的雙親都是醫師，本來打算趁著表姐歸國幫她介紹其他醫師交往，沒想到帶回的男友卻是個搞藝術的，兩人氣的要女兒和男友分手。為了逼迫女兒，什麼難聽的話都說得出來，甚至還怒罵自己女兒不要臉，是不是懷了男人的孩子，所以才硬是要嫁給人家？氣得說要斷絕與女兒的關係，從此不再往來，並且不願意支助他們任何生活費，在女兒面前撂下狠話：「以後生活，你們好自為之吧！」

她說姑姑與姑丈和表姐為了要嫁給阿多仔藝術家此事爭執不休的當時，家族裡面從老到小為了怕年過九旬的奶奶擔心，無論是公開場合或是私下，從來也未曾在奶奶面前提過這件事。某次，全家族又聚餐，這回表姐與表姐夫沒到場，眾人卻圍著她逼婚、要她積極參與相親，多認識男生：「要不妳就老了，變成老姑婆很辛苦啊！沒人照顧妳的！」

瓊雅不擅長應對這種場合，嘴角已經假笑到都快要僵掉了。

長者的地位，最適合打破刻板印象

此時一言不發的奶奶，夾了一塊魚肉在盤子上。「誒，媽，讓我來啊……怎麼不告訴我。」奶奶的舉動，讓旁邊的叔叔看見了，眾人放下對瓊雅圍剿，目光都放到這個大家長身上。奶奶成功地奪取了大家的眼球，此時才意有所指地對眾人說：

「如果你們把孩子養得這麼大，孩子卻沒有能力為自己選擇一個好的對象結婚，那你們這幾年給她的教育也是白費工夫了。你們怎麼都不相信孩子的選擇呢？」

當場所有人都安靜無聲，不敢說話。一方面是所有人都心知肚明，知道奶奶所說是為哪椿。一方面也驚訝，奶奶平常不都耳背嗎？怎麼這會兒聽得如此明白？圍著圓桌的所有人，還以為奶奶沒聽見呢！

奶奶這舉動，表面上奶奶像是在替她解圍，卻也同時在對姑姑與姑丈說話啊！家族治療裡，有個技巧暱稱為「老奶奶的詭計（Grandma's Skill）」，泛稱那種不把話對當事人說，卻又能對當事人產生提醒作用的一番言論。奶奶是如此有智慧的一個長者，傳遞身為父母應該適時放手的豁達，深諳何時沈默何時能言的道理！

瓊雅經常談論起他們家裡的這位奶奶，言談間勾勒出奶奶的形象，我從未感受到她奶奶上了年紀，就讓自己活得很消極的那一面。即使篤信天主教的她常掛在嘴邊上說：「哎呀，不知道上帝還有什麼任務要我此生去做？還沒有完了，所以不把我帶走？我覺得自己責任已盡，可以沒有遺憾地離開人世了。」

聽著她說這句話，我只感受到奶奶面對生命必然走向終點時的平靜與坦然，而不是自怨自艾的表示自己年紀大了、沒有用了的消沈意志。

老人家也有生命任務需要完成

根據發展心理學家的描述，走到人生最後階段的年長者，他們的生命任務在統整。統整任務若是無法完成，年長者經常會表現出憂鬱無望的樣子，畢竟人生還有幾年時間可以讓他們和心裡的遺憾做個了結，圓滿的離世呢？因此，沒有遺憾地離開人世，就是成功的老化。

統整的任務要能順利完成，必須透過不斷不斷地敘說自己的生命故事才能夠達到，因為透過敘述，也同時在整理這輩子所達成的成就。

照顧者能做的一：幫助長者成功老化，照顧者也能更加舒心

要改變長輩認為自己是無用老人的想法，必須讓他覺得自己有用。如何讓長輩覺得有用，就必須從長輩喜歡和擅長的嗜好著手！

大部分的長輩都累積了不少生命的智慧。因為他們前半生為了處理自己遇到的困難，從挑戰中調適心情站穩腳步，對個人生命意義的探索、對天地人物我的關係，有很深刻的理解與認識。丟問題給長輩們，請益他們怎麼解決、怎麼調適，一方面是丟話題給老人家，一方面也是擴充自己內在的想法。很多人會說：「那怎麼行？我們會吵起來的！」一開始不妨先提一些你已經有想法、想好怎麼做，而不是真的困擾的問題。因為內心有想法時，面對相左的意見，比較不會困擾，只會用一種補充的觀點去看待他人意見。但你內在真正擔憂的事情，一旦拿出來詢問就可能陷入沒完沒了的爭執迴圈。後者，反而不是我們想要的。問問題，只是扮演了一個開啟話題，讓長輩有機會運用過去經驗，增加成就感的機會而已。

至於嗜好，每個長輩喜歡和擅長的都不相同，有些長輩年輕時的興趣就是做木工，年紀大了退休以後，仍舊不改年輕的嗜好。但卻可能因為木工太粗重，受了幾次傷，後來想做喜歡的事反而受到家人的阻攔。像這種比較需要體力的興趣，建議晚輩可以陪同長輩一起進行，代替長輩做需要體力的工作。晚輩也可以從中觀察需要體力的興趣與長輩討論，木工的核心技能是什麼？他喜歡過程中的哪些片段？協助長輩建立一個需要類似技巧，卻不太需要花這麼大力氣的興趣。

小時候常常聽長輩說對我們要因材施教，而今我們長大後，對待長輩也該用這種態度呀。

照顧者能做的二：當一個最稱職的聽眾，讓長輩說故事

長者敍述，總是要有一個聽者，不會是單方面的，被聆聽的過程，也像是晚輩在傳遞訊息給長者：「你知道嗎？你做過的事情很重要喔！」、「你的人生，我很有興趣聽！請你多告訴我一點，好嗎？」

相較之下，常常把「老啊啦，無路用了（台語：老了！沒用了！）」這種話掛在最邊的長者，他們的生命任務能否順利完成，則令人憂心。一方面，覺得他們這輩子的努力，明明

還有很多可以記住的，但走到今日，他們怎麼都只記得自己老了？而不記得別的？

一方面，也會讓人覺得，那麼在你身旁聆聽的我，陪伴在你身旁的我，也是沒有價值的囉？似乎我的存在，一點也不能多安慰你一些？讓你願意多說說自己一些？和悔恨自己一輩子都做了錯誤決定的長者相處，真的是非常困難而且挑戰自我價值的經驗。

照顧者能做的三：讓長者不孤單，就是最棒的保養品

曾到我家見過奶奶的人，總說奶奶看起來比實際上年輕。我想，我們這些經常回家圍著他的兒孫輩，恐怕就是她的SK-II吧！讓她不但不孤單，還能感覺自己是有福的。

記得第一次去歐洲時，爸爸就讓我把照片秀給奶奶看，爸爸說：「瑞士奶奶肯定是記得的！她可是去了兩次呢！」果然，奶奶一看見我從歐洲回來的照片，就喜孜孜的跟我分享了十幾年前她去瑞士少女峰的見聞，問我是不是搭了火車上去啦？火車經過長長的山洞，還有幾站休息點可以下來看風景，都去了嗎？「瑞士啊，真的太美啦！」奶奶念念不忘的瑞士山，也是她七、八十歲時達成的成就呢。一個陪伴，耐心地聽她們述說過去的豐功偉業。聽他們說自己眼中見證到的歷史時刻，這就是年長者發展任務裡最最關鍵的項目了。

照顧者能做的四：一起學習「老」的正面象徵

老，不是永遠只和負面形容詞有關。

年齡只是一個顯著的特徵，幫助我們很快地瞭解年長者的需要、提供協助，但我們永遠不該將年齡視為唯一一個認識長者的指標！老，也意味著隨著閱歷漸豐，能發展出的成熟、智慧，克服人生更多無解的難題。年長者退休賦閒在家反而能享受前所未有的時間自由、心理自由，轉而發展自己的興趣或事業第二春。

我們不能否認，也沒有必要否認老後的生活的確會有很大的改變，必須做好準備面對。然而，當我們看著自己與親人都終難免一老時，我更想要你記得——

被人紀念的不會是你的皺紋，而是你行為帶出的影響。

人生的故事，不會因為歲月而被掩埋。

豐富我們的人生故事，所以有一天能夠以故事餵養下一代，教會他們面對人生風浪能夠具備的態度，努力當一個掘出不同故事的晚輩，而不是被孝順枷鎖勒住，去聆聽與挖掘故事背後長者美好的特質。長輩才能在沒用的老人之外，有不一樣的身分認同。我們的孝順，才不會流於表面的行動，而沒有真實的心靈交流。

給照顧者的話

幫助老人家沒有遺憾，讓照顧的日子更加美好

家中長者若是整日哀聲嘆氣，埋怨自己的老去，身為照顧者的你，可以換個角度，讓老人家說出自己的過去，透過敍述的方式，慢慢完整自己的生命。你可以這麼做：

聽長輩說故事

只要你願意，聽長輩們說說他們年輕時的故事，不管是真是假，老人家在敍述的同時，也同時回顧著自己的生命，後輩的傾聽就是最好的撫慰。

陪伴，是最好的禮物

不論在忙，都要抽空陪伴老人家，即便只是簡單的聊聊天，只要長這身邊總是有著家人圍繞，老這件事情，就從孤單成為福份了。

一起面對「老」這件事

老，不是只有負面的影響，也有正面的好處。老，還代表著擁有有著圓融的處世原則，在克服過人生的各項關卡後，得到的體悟，多半能給年輕晚輩一些啟發。從現在開始，就帶著長輩一起發掘，當個老人的好處。

照顧者不能輕忽的憂鬱老人

不只年輕人會憂鬱，被照顧的長者也會。為了長照的生活更美好，老人家的心情，就靠照顧者的細心觀察了。

在會談室內，經常聽到不少人這樣描述家中的長輩。

「我爸退休半年，這幾個月他出門的次數變少好多！很奇怪，明明沒受傷，卻說這裡痛那裡痛，帶他去檢查，也檢查不出病因來。」一小琪離家北上工作已經幾十年，這幾個月父親退休賦閒在家，常常跟母親抱怨身體有疼痛感，下背疼、腿疼、腰疼、頭疼……母親陪先生看了幾間醫院，做了不少全身檢查，看報告全說沒問題。她聽母親說起這狀況，也特地花了一、兩個月的時間，台北新竹天天來回通勤，就近觀察父親的情況。

小琪發現，父親以往喜歡到附近的小公園和長者打打太極、下下圍棋，沒事也喜歡到社區裡他認領的花圃種花一整天也不累。退休之後，父親活力明顯減退，出門次數變少，在社區裡面遇到認識的人也不再像以往一樣想停下來與他們攀談了。「難道說退休對父親的打擊真的那麼大嗎？」她不理解的說。

另一位英軒也說：「媽媽最近好健忘，連要買些什麼都記不住。她怕自己是不是得了失智症，變得愈來愈不想出門，我覺得她好像愈來愈不開朗了。」幾次陪同母親採買的經驗，英軒發現母親是可以透過寫小紙條、手機等等幫助回憶的，並不會嚴重到連小紙條或手機的密碼都忘記！對於走不同路徑回家，母親也都能夠清楚指認。英軒嘗試問母親，自己小時候發生的各種事情，母親也可以敍述的歷歷在目。

「媽媽最近就是健忘而且不太常笑……她說是很擔心我沒嫁人這件事……就是很擔心我老年生活……我覺得她似乎想太多了……這樣對她不是很好！」不相信母親為此事至於這樣煩心，英軒只能繼續留意母親是否有失憶變得更嚴重的狀況。

「我婆婆最近的事情記不住，但過去的事情記得可清楚了。老愛翻舊帳，看什麼都不順眼，搞得我每次回家都壓力好大。」穎璇說已經連續好幾個月，婆婆都忘了要繳水電費，老公和自己協助幫忙繳清以後，婆婆便開始碎念起他們新婚那幾年拖很久才懷孕的事，甚至還唸了穎璇第一胎懷孕時太大意，不小心流產了，婆婆一直有預感那一胎會是男的。

「都多久了？現在小孩也都上國中了，竟然還在念。抱孫不都抱過了嗎？」先生體恤媽媽，似乎聽出媽媽話裡的意思是想要他們再生一個男寶寶，但這種為了交作業的態度穎璇並不想配合先生再度懷孕，畢竟年紀都大了，為了生而生也不考慮小孩的未來，還能陪小孩多久呢？

他們提及老人家的活動強度下降、頻率減低、容易疲倦、主訴疼痛、健忘、翻舊帳等狀況，其實，經常容易被解讀為長輩們老化的正常現象，卻輕忽了背後可能隱藏著更重要的訊息——老年憂鬱症。

長輩們不為人知的困擾，就是憂鬱成因

許多在其他生命階段的社會民眾，總會認為退休後的長者們一定是無事一身輕、任他們四處優遊吧！沒注意到長輩的生活中，其實也有一些隨著年齡漸長而出現的煩惱。

困擾一：失去了引以為傲的專業身分

退休後頓失了社會身分，過往長輩可能很以自己的專業為傲，以公司為豪。工作佔了我們前半生每天至少三分之一的時間，現在長輩們退下來，有沒有一個新的身分認同讓他值得驕傲呢？他都跟社區民眾怎麼介紹自己？他出去的時候，只能講講過往的豐功偉業，以前心底瞧不起別人老愛說：好漢不提當年勇可現在自己成了只有當年勇可以提的好漢了，心底又是怎麼看待自己的呢？

困擾二：擔心子女將來，但卻幫不上忙

另外，這個年紀的長輩，大多都會擔心孩子的未來，如果自己辭世以後孩子一個人在社會上能夠生活嗎？辭世以後，這一脈的香火還能傳下去嗎？人生還有沒有什麼缺憾，是可以快點趁著離世之前彌補上的？

只要能做的，長輩們都願意盡量做。然而，他們所操心的事情，往往不是自己可以控制，想怎麼做就能怎麼做的！長輩們無法代替兒孫去做，自己卻又無法控制的事情，唯一替代的方式就只有一直放在心裡想。或是一直碎念兒女，看看能不能多少給兒女一點壓力，讓他們幫助自己完成內心的遺憾！

困擾三：朋友的喪禮，一場接一場

長輩相近年齡的朋友圈裡，因老化導致的失能與死亡名單，一定會隨著年紀漸長而愈來愈長。被通知要參與手足、朋友的喪禮時，心裡總是會感慨萬千。一方面是過往擁有共同回憶的人逐漸凋零，失落，卻無法完整表達。一方面是自己也擔憂，離死亡的日子越來越接近，但他們還有好多不捨、好多遺憾，好多事情不想放手。怎樣才能走的更輕省呢？要不要開始打點後事了？安排後事要跟誰談呢？和孩子談會讓孩子擔心吧？我這樣想會不會太觸霉頭？哎，搖搖頭，長輩心裡就打算讓這一切都過了！

雖然他們不愛把生老病死這類事情掛嘴邊，或是有時講得很豁達，一副死也沒什麼好怕的樣子。但是實際上，看著身邊的親友們一個個過世，他們也知道，總有一天需要面對的是自己的死亡。再怎麼放不下孩子，當那天來時也得要割捨。如果這時候長輩的身體還有病痛在身，就更容易產生憂鬱症狀了。

長輩思考關於自己即將離世的煩惱，通常很難跟青壯年期的兒孫輩提及。一來是因為面臨的人生階段不相同，兒孫難以理解長者的心態，安慰也安慰不到點，頂多只能說：「別想那麼多！」試圖維持表面和平。二來，長者的內心也絕對不希望讓兒孫輩擔心，心裡面的苦，就往肚裡吞，身體上的痛，就一直忍。一想到在外工作累了一天的孩子，還得為了自己生病，請假、衝回老家帶自己去就醫，心裡就不捨。

「苦要苦自己，不能連累孩子！」長者的志氣，大概是他們最想守住的尊嚴。老人家悶在心裡，成天疲倦、無活力，也不快樂。要不就是將擔心轉化為憤怒暴躁的情緒，形成兒孫輩對老人家產生凡事看不順眼、愛翻舊帳、脾氣不好的印象。若兒孫輩、伴侶對於這些轉變不夠敏銳，可能使老人家的憂鬱更加嚴重。

被老化掩蓋的老年憂鬱症，對照顧者影響最大

台北市自殺防治中心一〇六年度自殺高風險通報資料，經分析後發現六十五歲以上長者，有百分之二十點五係因憂鬱情緒無法及時紓解，而導致自殺行為的出現。

主要照顧者要感覺長輩在生活上、心理上對自己的依賴日益增加，求助心理諮商的協助後，經過了解，才知道是老年憂鬱症在作祟。老年憂鬱症的患者，會在短時間內出現大量病因不明的身體抱怨。長輩的主要照顧者經常需要陪同長輩至醫院進行檢查，卻一再經驗到檢驗報告上顯示沒有問題，長輩卻仍舊不適的現象。

其次，老年憂鬱症的患者會在短時間內，突然認為自己什麼都做不來，也記不住。過去，長輩可以料理自己的生活，而今卻常對主要照顧者訴說自己感覺疲倦、無力，無法如過去一般自行滿足生活基本需求。

此時，主要照顧者通常會把長輩接到家中同住，進而明顯感覺長輩在飲食、睡眠上的改變。被老化掩蓋的憂鬱症，通常不容易被患者本人察覺。反而容易對照顧者生活造成衝擊，認為自己需在生活安排、心理狀態上做出相應的調整。尋求諮商後才意外發現長輩其實患了憂鬱症，才能帶長輩進行治療。

●照顧者，可以做些什麼

許多人有共同的疑問：「如果長輩真的診斷有憂鬱症，除了配合身心科的藥物治療外，身為晚輩的我們，還能替長輩做些什麼？」

建議一：如果困擾的是家屬，建議家屬先求援

許多時候家屬會因長輩經常需要就醫，而在生活上感覺到老人家依賴漸增；心理上則須承受長輩起伏不定的情緒、無望感、抱怨等等，而倍感壓力。這時，如果長輩也願意配合就診、進行治療，會是皆大歡喜的情景。

若因為長輩不願就醫、情況也未轉好而衍生衝突，且無法立刻改善時，建議照顧者自己先尋求心理諮商，找到方法與長輩相處、自我調適後，才能有能力協助罹患憂鬱症的長輩。

建議二：協助長輩建立社會人際支持

長輩的困擾通常不會與兒孫提起，如果有同年齡的生活圈、專業支持團體，可以協助紓解長輩們內心的擔憂，學習如何面對老化、生病、失能與死亡這類議題，將對老年憂鬱很有幫助。

可留意老人家是否有可以固定聚會的場所或群體，這個聚會能否對老人家自己的因應有正面幫助。若老人家平日就有類似的社會支持團體，建議撥空陪他們參加。如果老人家沒有類似的團體能支持，也可以從社區活動中心附近的宗教團體開始，建立社會人際支持。

建議三：轉換長輩看待人生的眼光

當長輩們陷入憂鬱情緒時，除了聆聽長輩們的訴說以外，建議可以帶長輩回到當下，去細數目前擁有的有形、無形資產。對許多長輩而言最大的資產，是兒孫輩付出的時間、陪伴。讓長輩發現自己在兒孫身上造成的正面影響，能夠幫助他們重新找回人生意義。

日常生活中需要時常留意老人家的飲食、睡眠、心情狀態，才能及早發現轉變，提供即時協助。身為家屬的我們，需要準備好自己，才能陪伴長輩們一起面對憂鬱症帶來的人生課題。

給照顧者的話

老人家的心事，需要照顧者來解開

面對老年憂鬱的狀況，身為照顧者的你，可以透過以下方式，幫助家中長者走出憂鬱。

協助長輩建立社會人際支持

可陪伴長者出席活動，一旁觀察是否能提供正面的幫助，或協助尋找適合參加的活動與團體。

幫忙長輩換個角度看待人生

對許多長輩而言最大的資產，是兒孫輩付出的時間、陪伴，照顧者此時可以讓長輩發現自己在兒孫身上造成的正面影響，能夠幫助他們重新找回人生意義。

讓老人不宅，照顧者也能開朗起來！

老人家即使身體需要照顧，也有心靈層面的需求，若能幫長者解開心結，也能讓照顧者在日常中更舒心。

有一年燈會辦在老家，平時我是不太嚮往看燈會的人，但那年卻覺得無論如何都一定得回家共襄盛舉一下。那時候經濟不算寬裕，一個月搭高鐵南下兩次需要一點決心，畢竟農曆年期間才回家一次，相隔還不到一週的時間，「啊？要回家嗎？」我和荷包一起掙扎著，若是不回家，日後闔家團聚時，和長輩之間就少了一點共同話題，而且等到下回燈會在老家舉辦，也不知道得相隔多久。一皺眉，我勒緊了褲頭，我又上了高鐵南下列車，回家去了。

剛上大學時回家搭車，都是等到睡醒後，慢慢拖拉到車站，選擇時間剛剛好的那一班列車。但最近幾年，我有感於與家人相處的時間緩慢地走向倒數階段，選擇回家的時間愈來愈早。巴不得當天第一班列車要啟動時，我就能跳上列車，直奔家中，喝碗姑姑煮的熱湯，再和父親一同喝著家鄉加了煉乳、檸檬汁的百分之百胡蘿蔔原汁。

決心回家看燈會的那天，我搭了最早一班列車南下，踏入家門時還不到中午呢！趁著天光還亮，更是難得的晴朗的冬日，我便提議與父親一起到近郊走走、散散步。向來喜歡往外走的父親，一下便答應了：「古坑櫻花開的很漂亮，值得一去。」口吻裡不難聽出父親的好心情，近年來父親與家中長輩日漸老邁，面容、頭髮上也蒙上了因為老化、病痛而有的風霜，眉頭愈皺愈深，皺紋也愈來愈明顯。

老人家要的孝順，就是陪伴

我總是特別容易記起，在我年幼剛懂事的時候，說過的那些童言童語：「以後我賺了錢帶你出國玩好不好？」、「以後我賺了錢要買大房子嗎？」、「等你老了之後，什麼才算孝順你啊？」父親要的不是護照上面蓋了幾個出入境章，也不是要什麼樣的大房子，他想要的孝順，就是我們經常回家來看看他、陪陪他。

「以後啊，你們工作賺了錢，常常回來看看我、陪陪我，我就開心了。」孩提時總覺得與家人相處的時間是非常長的，根本不會理解父親的意思，也不知道這會有多困難。直到離家在外生活十多年後，角色責任越來越多，工作也越來越忙碌的現在，才能理解爸爸的心願說簡單也不簡單，說困難也不困難。

一邊想著這些事情，一邊收拾東西，「啊！自拍棒，差點忘了。」這麼重要的東西，一定要記得。記錄家人的時刻，一點也不能錯過。這樣一想，我一溜煙地轉身上二樓客廳去拿自拍棒。出門前，我見奶奶一人坐在二樓客廳的沙發上，悄聲走近奶奶身旁湊到她耳朵跟前問到：「我們要去古坑看櫻花，奶奶要不一起來吧？」

那年剛滿九十的奶奶，一臉緊張的樣子。又搖頭又揮手，堅定地對我說：「這幾天外面很冷，山上風又大，我不去！」本以為最喜歡跟前跟後和兒子、孫子搭車玩耍的奶奶一定會答應，這下無端被拒絕，我倒是錯愕了。

啊，風大。記得過年那晌，堂姐剛準備了一頂毛帽給奶奶防寒用呢。我說：「沒關係，我們戴帽子。」奶奶雖然笑了一下，卻仍是拒絕了我的提議。

真是百思不得其解，對我來說，為了和兒孫在一起，冷和風大應該是可以克服的？難道不是嗎？懷著這樣的疑惑，我下樓去了。

長者的心事，你知道嗎？

奶奶與大伯同遊黃山的豐功偉業，是家族裡最愛提的。當時，高齡七十的奶奶，親力親為地爬完了最後一檻階梯，登上黃山最高處。

「黃山上有很多挑夫啊！爬不動的話，有人力計程車可以搭，直接幫你送到山的另一邊。我問奶奶說，需不需要僱一轎子讓她坐？奶奶拒絕我。」傳講這段事蹟的大伯，說與奶奶一同登黃山，從頭到尾也未見奶奶抱怨過一聲。甚至在大伯父提出，他願意背奶奶上山的意見時，奶奶也未接受，硬是要自己完成這段路。

「哎喲，上山的時候，很多人都在鼓掌！為奶奶加油，說沒看過年紀這麼大了還登黃山的。」這段回憶，幾乎每年總有個幾次在餐桌上成為話題。後來遊黃山，變成我們家族裡從伯叔輩到平輩之間都愛挑戰的一項經歷。

沒去黃山前，不知道親自走完黃山有多困難，二〇一七年年底趁著在上海工作有機會登了一趟黃山。黃山的百步雲梯不是普通的陡，也不是普通的窄。因為是觀光勝地，那條窄路幾乎是擠滿了各地來的遊客。要我形容那段路，我會說那個階梯的陡是陡到前面的人背包掉下來，你和後面的人都會有骨牌效應的陡度。而那寬度，也是只能容下兩個人錯身，頂多再來一個媽媽牽著孩子能過的寬度罷了。

僅只三十幾歲的我，走完那段路雙腳都發軟了，七十多歲的奶奶卻一聲也不吭的走完。自己也有同樣經歷，走了黃山一遭後，才真的知道七十幾歲的奶奶有多厲害。

而這樣喜歡挑戰的奶奶，年長了以後還遊歷了好幾國的奶奶，卻在這幾年愈來愈不願意出門。

為什麼呢？

老人家開心了，照顧者也才會放心

仔細回想起這個現象，似乎從幾年前，奶奶右眼白內障開刀後開始的。當時奶奶的右眼術後雖能看清，但醫師的縫合手術沒有做好，在外觀上卻讓奶奶成了大小眼。這對向來愛美的奶奶來說，無疑是對自尊心的一大打擊。

我們不該假設，年長者對外表的衰退、失去，會在沒有經過調適後可以自然而然消失。更不該假設，隨著年齡增長，年長者就會放下對維持外貌的期待。對外觀上的注意，老人家雖然沒有青少年那樣期待被所有人目光鎖定的需求，卻也總希望能夠和其他人差異不大，希望自己走在路上能夠不引人注意。年長者也會希望自己的外表是得宜的，是讓別人喜歡的，而且不會因為外表上的差異而受到不同對待的。

這問題在兒孫輩幫奶奶購置了一副太陽眼鏡後，幾乎完全解決了。奶奶後來也願意戴上太陽眼鏡出門，和兒孫一起遊山玩水。

可是功能退化的部分，仍舊是奶奶心中最過不去的檻，心中的檻比門外那道檻明顯高出許多倍。比如奶奶仍舊擔心，一道出遊時自己走得慢，時時需要攙扶，恐怕拖累大家的腳步。這是一個體恤，奶奶害怕拖累家人，所以先把自己出遊的選項給刪除了。同時，奶奶也擔心，若路上沒有廁所可隨時如廁，可能會有失禁、漏尿的問題。身體的狀況，愈來愈無法照著自己的期待去控制，所以最能控制的，就是待在家，把所有變數減少到最低。

想到這裡，我突然覺得奶奶的心情，其實不難了解。

換個角度想想，解開長者心結

試想當你腳受傷時，會想出門嗎？光想到出門的不便，可能就已經興致缺缺，只願意留在家中了。何況，腳傷無法出門的狀況是一時的，是可以復原的。可是老人家的功能退化，卻是不可逆的。老人家在外觀、功能上的改變，都可能阻礙他們踏出家門，提高外出的難度，最後只能悶在家中……身為晚輩的我們，能做的又有哪些呢？

察言觀色，體察老人家的身心狀況

邀請長輩出門的時候，可以挑一個老人家看起來特別有精神、心情不錯的時候提出建議。心情好的時候，老人家會以較樂觀的方式看待自己的現狀，不會過度憂慮。此時的邀請，通常可以提升讓老人家出門的意願。對晚輩來說，可以降低屢試屢敗的挫折感，也能提升長輩的自信心。

重視老人家愛美的需求，不打壓長輩對外表的在乎

若老人家有愛美的需求，也不要忽視外表對老人家出門的影響力，協助挑一套合宜的衣服。如老人家有隨身攜帶的醫療儀器、設備，也可以詢問他們是否要幫儀器、設備做一個簡單的打扮，避免老人家內心會有的自卑與尷尬。

先不踏出舒適圈，盡量從近一點的距離開始

一開始切勿求好心切，見獵心喜地想帶老人家往遠處跑。盡可能地從家附近的公園、河堤等等步行可達的區域開始，再慢慢擴大範圍。一來老人家對熟悉的環境較不會拒斥，二來也可建立老人家對外出的習慣和信心。久了以後，長輩也會自己提出：「今天去河堤走走」的邀請，當出門習慣重新建立起來，就成功了。

主動提供協助，以貼心建立老人家對外出的安全感

若前往的地方是觀光地區、近郊山區，可主動在每一個有廁所的地方停下來，詢問老人是否有如廁的需求。即使老人家沒有主動提出要求，也可停下來讓長輩歇歇腿、自由活動，如廁或伸展。也須主動幫忙記錄老人家出門時需要攜帶的物品，例如：假牙、藥品、拐杖等等，以免出了門才發現沒有準備好，給長者不敢再離家的恐懼。不論是提醒老人家或是直接幫老人家準備妥，都是能應用的方法。

當自己的需求，即使未說出口也能夠被滿足時，老人家對外出的安全感，就能漸漸地建立起來。對老人家來說，待在家的日常都已經困難重重，出門當然不會是一件很輕鬆的事。老人家心中雖然也期待能與家人一同出門，但內心仍對自己的身體狀況有疑慮，更害怕自己會成為家人的負擔。

說話技巧，也非常重要

和老人家說話，有時需要連哄帶騙、甜言蜜語，才能把老人家帶出門。像那一天，我與父親又要出門，這次不去近郊，只是要去餐廳用餐。我們父女倆，怎樣都無法把奶奶勸至餐

廳用餐。垂頭喪氣地走到一樓，姑姑卻只講了一句話，就讓奶奶買單了。

姑姑也沒說什麼大道理，只對奶奶說：「多你一個人吃飯，這餐的錢也不會增加，怎麼不來呢？」我見奶奶嘴上笑咪咪的，雖然說著：「最好是，都聽你在說。」不過仍是乖乖地拿出大衣和鞋子準備出門了。

下次，當你又說家中長輩是宅老人時，請你先回憶一下，有沒有什麼是我們還沒做到的呢？

給照顧者的話

長者和自己都舒心的好方法

老人家在外觀、功能上的改變，都可能阻礙他們踏出家門，提高外出的難度；最後只能悶在家中……想帶老人家出門散散心，其實有方法的。只要用對方法，老人家也能和家人們開心出門喔！

體察老人家的身心狀況

重視老人家愛美的需求，不打壓長輩對外表的在乎。協助挑一套合宜的衣服。如老人家有隨身攜帶的醫療儀器、設備，也能問問是否要幫儀器、設備打扮一下。

出門，從近一點的距離開始

從家附近的公園、河堤等步行可達的區域開始，慢慢擴大範圍。久了以後，長輩也會自己提出：「今天去河堤走走」的邀請，當出門習慣重新建立起來，就成功了。

建立老人家對外出的安全感

若前往的地方是觀光地區、近郊山區，可主動在每一個有廁所的地方停下來，詢問老人是否有如廁的需求。即使老人家沒有主動提出要求，也可停下來讓長輩歇歇腿、自由活動，如廁或伸展。

說話技巧，也非常重要

老人家有時需要連哄帶騙、甜言蜜語，才能把老人家帶出門，如果真的想要老人家出門走走，記得多點甜蜜話語。

寫下你的心情，讓自己放鬆一下。

CHAPTER

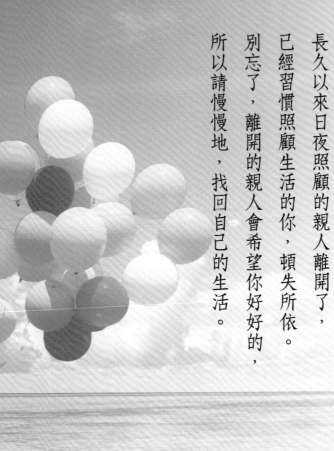

04

面對親人的逝去，別讓自己也跟著消失

長久以來日夜照顧的親人離開了，
已經習慣照顧生活的你，頓失所依。
別忘了，離開的親人會希望你好好的，
所以請慢慢地，找回自己的生活。

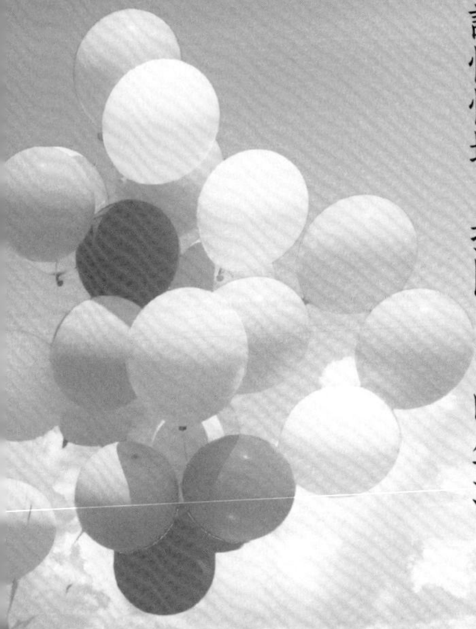

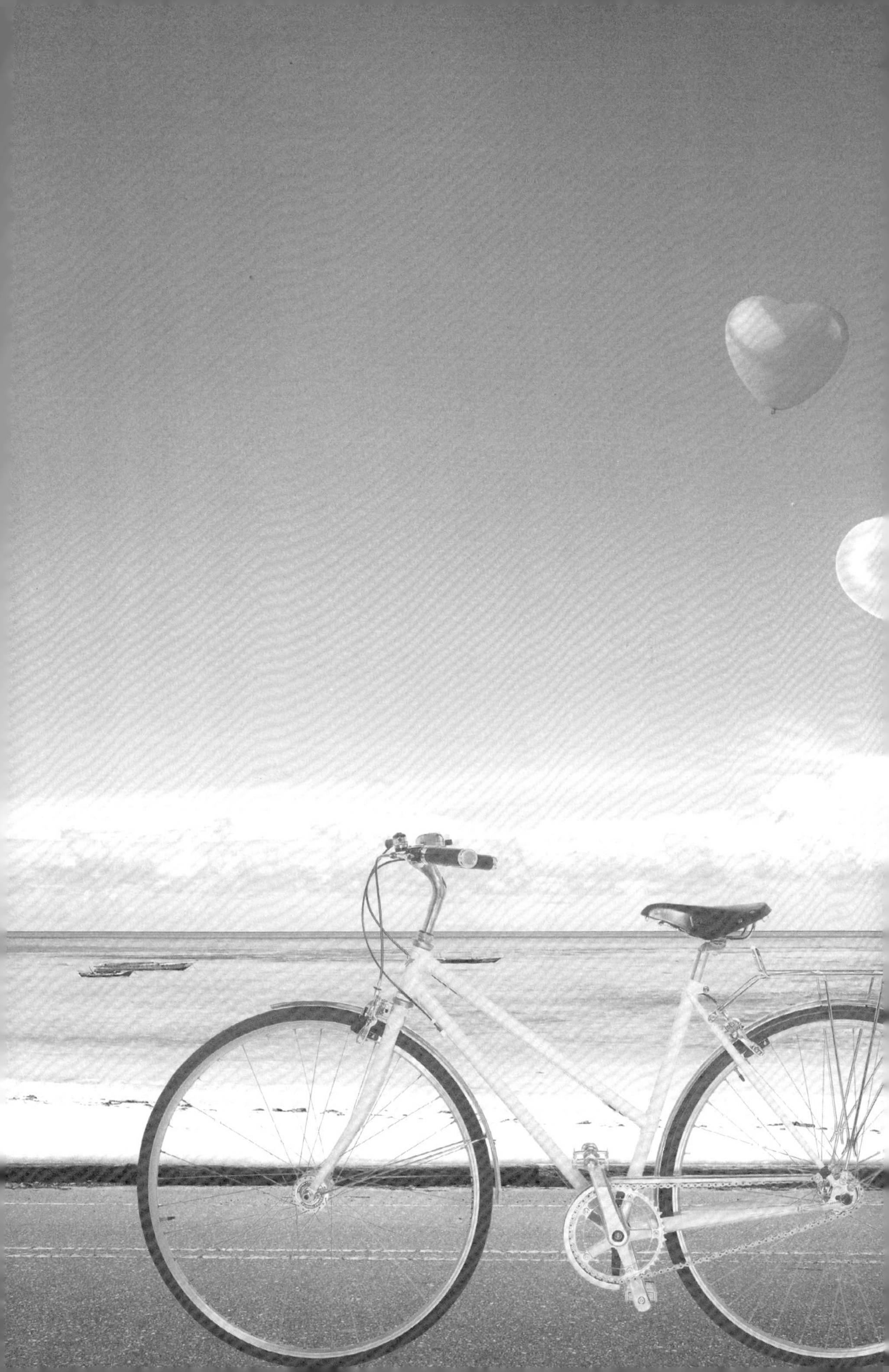

當你忘了自己，我會幫忙記得你

面對失智長者，照顧者的心情亦會受到巨大的影響，還請不要忘記，你們之間的愛，不會消失。

電影《我想念我自己》（Still Alice）的主角曾說：「我的昨天消逝了，我的明天充滿了未知，那麼我該為什麼而活？我為每日而活，我活在當下。有一天，我會忘記曾經站在你們面前，進行這場演說。」

女主角是一名任教於知名大學的認知心理學教授，同時也是全球知名的語言學家，她在五十歲那一年，發現自己患有早發性失智症。她努力讓自己做可以做的練習，包括拼字練習，每天寫日記，希望能夠延緩症狀發生。生病最令人沮喪的，就是無論你是誰，都不能夠依據自己的希望控制病程發展，即使艾莉絲是認知心理學教授也一樣。

實務上觀察到的失智症，通常不像是電影那樣順利或戲劇化，大多數的失智症是慢慢惡化的，記憶會一點一點喪失。若非長者本身對失智症的狀況很清楚，就必須要靠一同生活的晚輩、配偶才能夠觀察出來。

子殷，便是在一次相聚的時刻，發現了母親可能有失智症。在父親死後，他曾邀母親與他一同居住，因為母親覺得生活圈都在市郊，不太願意一起住。子殷也不喜歡勉強母親，心想，反正母親還能照顧自己，就也不用太擔心了！而且母親也常常來探訪，有時還會幫兒子稍微打掃一番呢。

失智症得靠家人多用心察覺

有一天，子殷回家才下班，剛巧遇到母親在開門，母親手上一串鑰匙，也不過五把，卻怎麼試都找不到對的哪一把。子殷看著母親慌張的樣子，直覺媽媽一定是生病了，而且可能是失智症。

他將媽媽帶到醫院，經過一連串的檢查和問診，確定母親罹患了失智症，而且已經好一段時間了。醫生問著，先前是不是就已經有一點現象？母親看了一眼子殷，面無表情地對醫師說：「我不知道自己之前的現象就是失智症，我以為只是單純的健忘而已。」

子殷立刻跟公司請假，先帶母親回老家，準備換洗衣物，也拿一些重要的物品。南下開車的路上，子殷和母親都一言不發。回到了老家，子殷才看見母親桌上放著許多張紙。上頭反覆寫著自己的名字、孩子的名字、家裡的住址和手機號碼。字也從一開始的工整、成熟的字跡，變得像孩子一樣，彷彿每個字都需要用力刻出來才能完成。

子殷看到這裡，眼淚掉了下來。原來，母親早就已經知道自己的狀況，只是隱瞞著病情，試圖用自己的方法記住這些日常重要的訊息，這些一般人信手捻來就能獲得的資訊，母親卻需要每天不間斷的練習。

他突然想起一、兩年前，母親有一次在後陽台那裡發呆。看著一桶洗好的衣服，不知道在想什麼。隔壁鄰居阿姨也有一陣子經常對子殷說：「你媽媽這陣子常常會在社區繞來繞去，繞很久才回家喔！」

他真的一點也沒想過，以前凡事精明、喜愛數獨的母親竟有一天會得到失智症。當晚他忍不住哀傷，對母親發了脾氣，以一種抱怨的方式對母親說：「如果你早就知道了，為什麼不早點告訴我？」

母親也被兒子給激怒了，邊掉淚邊激動地說，「告訴你又能怎樣？讓你知道我要變白癡了可以怎麼樣？你說啊！你能怎樣？我每天看著自己一直要忘記這麼多事情，根本無法阻止，唯一能做的就是繼續做我每天在做的。去拜拜求神不要讓我變得更笨。」

面對失智症，無計可施的母子兩人宣洩各自的情緒後，抱在一起大哭。

替長輩想想，這是一件難以啟齒的事

健忘，本身就會給人帶來困擾和羞恥感，何況是知曉自己罹患了失智症的長輩呢？要如何和孩子開口一件自己也很難接納的事？

失智症背後代表的，遠超過一個人的記憶喪失，還可能是一段關係的失落，有一天可能認不出自己的親人。還代表著失去成長中習得的能力，有一天你會退化成孩子，吃飯、如廁都需要他人照顧。更可怕的是，罹患失智症的長者甚至不知道，到時候照顧他的對方還在不在身旁？不知道對方願不願意陪伴他走到最後？到時候連感謝，說不定都已經不記得怎麼說。

長輩罹患失智症，對孩子而言，要承受的心情更加複雜。屆時，自己每天照顧的人，不旦症狀難以回復，最後還會全忘了自己是誰，忘了照顧的人是誰。被自己所愛的人忘記，如同自己被所愛的親人拒絕一樣難受。屆時，親人連兒子的意思都不一定記得，他們照鏡子也不一定認得自己的臉。那麼，我這樣孝順她，陪她走到最後到底意義在哪裡？

面對失智症，照顧者可以做的事

失智症最終的挑戰，不只是挑戰病人的自我認同，還挑戰了身邊照顧者的自我認同。當你不記得我的時候，我為你的付出還有意義嗎？當你不記得我的時候，就代表我們關係已經結束了嗎？當你不記得我的時候，我記得你、記得我們過去發生過的一切事情，那麼豈不是一種折磨？我呢？我老了也會跟你一樣嗎？會不會也這樣折磨身邊愛我的老伴和孩子呢？

陪伴，一起經歷哀傷

罹患失智症的初期，有沮喪、憂鬱感是很正常的。要求任何人，在面對關係失落、能力喪失時，還要保持樂觀開朗，根本不切實際。

面對失智時，身為子女的我們，都會很想要父母親立刻振作起來。但是，請你就陪著父母去經歷這個哀傷。因為本來記得住的現在開始忘記了，可以控制的事情，變成不能控制了，是個失能的歷程。它們全部都值得讓人感到哀傷難過，值得好好哀悼痛哭一場。

年長者為了不讓子女擔憂，初期經常選擇一個人承受與面對失智的困境。讓失智變得祕密，無助於尋找到適當的方法調適心情。子女平常如果可以多觀察留心長者的生活，一發現任何的蛛絲馬跡，就要有心理準備，帶長者到醫院檢查，不要逃避、不肯面對。

不害怕就醫，一起尋求心理專業支持

就醫的過程，是互相對彼此坦誠的歷程。長者在此刻，不能不面對，一定需要對伴侶和孩子坦承了。子女也必須接受，年長的父母親正在走一條無法回頭的道路。更好的做法是，在此時請全家一起尋求心理上的專業支持。

若家庭與當事人，都能縮短沈溺在哀傷中的時間。就能停止你在家人身上的情緒發洩，也能停止讓你所愛的家人承受關係上的傷害。

以自己喜歡的方式記錄每一天

即使父母即將忘了你的失落無可迴避，但失落以外我們仍舊可以協助年長者把握有記憶時為自己做一些有建設性的事。孩子與年長者都可以用文字、影音的方法，記錄下每一天，記下彼此對對方的愛。提前告訴你愛的父母，有一天他們會忘記怎麼情緒控制、怎麼生活自理，但這一點也不減損過去他們對你的愛！即使有一天，他即將忘了你，也不會減損你對他們的愛和付出！

邀請你所愛的年長者，一起參與記錄的過程。讓他們知道你正在進行這件事，讓年長者知道他們的加入對你很重要。讓他們知道，這些記錄下來的美好時光、美好的回憶，被你們共同存放在那裡，不會不見。當你未來照顧到瓶頸，覺得耗盡了能力時，看到這些記錄，會讓你想起你們曾經有過的美好關係。

所以，哪一天當年長者真的無法再記得任何人時，至少還能找出這些紀錄，記得他們和你原來的樣子。你的樣子，不會因為只存在長者的回憶裡，而讓你的自我價值被殘酷的病情侵蝕到一點不剩。

先說原諒，讓失智長者安心

提前尋求他們的體諒，請他們體諒你如果有一天你真的沒有辦法靠一己之力，讓他們在家裡被你一人照顧。請他們體諒你的軟弱，需要為自己找到更多外界的專業照護支援。即使需要拉入外界的系統，也不代表你就不再孝順他們，或是你就不愛他們了。

也可以邀請長者，說出他們的擔憂，並且提前表達你對他們的原諒。你願意原諒他們有一天將會記不得你，甚至把他們誤認為其他人。原諒他們可能會對你發不合理的脾氣，以為你的照顧是在傷害他們。

如果有一天，你愛的父母變成那個樣子。你會記得父母現在對你說的：「對不起，我不是故意的。我沒有辦法控制，請你原諒我。」

請你幫被照顧的失智者，回答出他最想得到的答案：「有一天，也許你會忘了你自己。

但沒關係，我會幫你記得你最美好的樣子！」

給照顧者的話

面對失智親人，你可以做的暖心建議

眼前最至親的家人，就要漸漸淡忘眼前的你，要眼看著曾經保護著你的至親，愈來愈退化，照顧者心裡承受的折磨，其實更巨大，但你可以做的是，留下彼此之間的這份愛。

一起經歷哀傷、就醫的每一個過程

不論是病人或照顧者，在罹患失智症的初期，有沮喪、憂鬱感是很正常的。要求任何人，在面對關係失落、能力喪失時，還要保持樂觀開朗，根本不切實際。不如一起面對悲傷的情緒，再一起尋求專業的協助，不論是就醫或是加入心理諮商，一起總是獨自面對好。

紀錄下從現在開始的每一刻

既然相處的時光會被遺忘，那麼就選擇一個自己喜歡的方式紀錄下來。當照顧的疲倦時，能夠藉著記錄回憶美好的時光，也算是給照顧者的禮物，因為這些記錄證明了彼此之間的情感，證明了愛不會被遺忘。

打開心房，彼此諒解

知道自己罹患失智症的長輩，知道自己即將面對的狀況，心裡一定有著對子女的愧疚。當失智症狀愈來愈明顯時，照顧者看著熟悉的面孔，得到的回應眼神卻是陌生，是很難承受的。何不趁著彼此還能對話時，打開心門，先取得對方的諒解。將來，這份諒解將會成為照顧路上支持的力量。

生前告別式，面對死亡的新態度：站在它之前，看的不是「死」，是「生」

當被照顧者的生命日漸消逝，照顧者傾盡全力付出的寄託，也慢慢消失中。面對這份已經習慣的責任，當長者離開時，消逝的不只是一個人的生命。

• • • •

會談結束，我目送幾個月前母親才因病過世的以菱下樓。

當年，以菱父親決定切斷婚外戀的當時，母親才發現自己懷孕了。母親堅持要把以菱生下來，當時父親本來威脅不提供任何撫養費用，強力的要求以菱的母親把小孩墮掉。以菱的母親脾氣很硬，威脅對她並不管用，協商之下，父親只同意支付以菱高中畢業前的學費，其他費用一律不支出。

以菱沒有見過父親，也沒有想過要見他，父親對她的概念就只是每個月戶頭裡定期出現的一筆錢，其他也沒有更多了。

這樣的家庭背景，造就了以菱凡事以母親為最優先考量的個性。她說：「世界上，我的親人只剩媽媽了。不孝順她，我還要孝順誰？早年媽媽因為我，受了很多苦，我不願意她覺得養我不值得。」

小小的以菱曾經在心裡發誓要照顧媽媽一輩子，而以菱也真的這麼做了。母親的慢性疾病，會複合許多併發症，讓她的免疫系統逐漸崩解，也讓她一次一次的感染都比前一次更難復原。因為一次比一次更加惡化，年紀又會導致症狀變得嚴重，一連串的生病、用藥、急診、住院……在後期以菱已經完全消耗殆盡。一開始以菱並不想辭去工作在家親自照護，只是沒想到聘來的看護都留不久，最長的只做了三個月。

「我不想讓媽媽一直習慣新看護，只好自己把工作辭了，跳進來照顧……反正我的工作是翻譯，接案也可以自理……只是，我沒有想過這個家族遺傳的疾病會這麼難纏……也沒想過母親後期，會變得如此依賴……」以菱後來的工作模式，已經是在母親臥榻的床邊，開著電腦進行小說翻譯。

當然，這段期間她身為母親的責任，婚後妻子的責任一點也沒輕過。除了當一個孝順的女兒，她其他的生活角色，也一直都是照顧者。

以菱的故事，我一路聽過來，深深明瞭定期談話的這一天對她的心理意義。只有這一天，她可以暫時不用照顧別人，而是當一個被照顧的人。只有這一天，她可以不感覺一直在消耗自己，而是獲得一些滋養可以滋潤自己的生命。

能夠沒有遺憾，你願不願意

以菱的先生和孩子，總會在這天來和她會合，再一起吃晚餐。早就等在樓梯口的兒子，看見媽媽下樓，竟然說了說了一句：「媽媽你不可以突然死掉喔！」童言童語有時更令人鼻酸。以菱年幼的兒子，恐怕無法區分媽媽來診所會談與外婆到醫院就診的差別，還以為媽媽和外婆一樣，都是生病、來看病的。「那……我要死掉的時候會先告訴你好不好？」以菱語氣認真地對兒子說，我幾乎可以想像她停下來和孩子打勾勾的畫面，他們愈走愈遠，聲音也愈來愈小。以菱說的這句話，乍聽之下像是個輕描淡寫的玩笑，但你若願意仔細想想，還真有啟發！

生死雖然無法預料，但若有機會提前和所愛的親朋好友預告自己的死亡，你想不想？若有機會以生者的身分參與自己的喪禮，你願不願意？

參加過告別式的朋友，多半都會說願意。因為告別式上，總有許多親友竊竊私語，懷念死去的當事人。有很多話想對死者表達，但死者已經全都聽不見、看不到，也無法感受了。與死者生前相處上有許多情緒糾結的親友，在告別式上想傳達：「我已經不恨你了」、「好好的走吧」，給予對方一個象徵性和解性的擁抱，也都無法完成了。親友能做的，只有在諮詢會談時，對我表達這些情緒。

這樣真的好可惜！對心理師表達，只是一個人在整理這些經驗與情緒。但對當事人表達，則可能減少死者離世前的遺憾，也減輕親人的自責感、愧疚感，甚至可能從兩人互動間可以出現更多和解的行動和決定。即使只剩一天，也能把握那一天好的相處。

生前告別式，也能安撫身為照顧者的你

照顧過程中，照顧者會有許多糾結複雜的情緒，都不是三言兩語能夠道盡，甚至是不為外人所知的。這些複雜的心情，多半是因為總將自己擺放在固定的家庭角色上，以這個角度去認識所照顧的人。不論關係是夫妻、親子或是手足，都很難跳脫家庭角色、擺脫過去相處的經驗。

但是生前告別式，提供了照顧者一個認識關係的新觀點，可以跳脫本來的立場，並從其他親友口中認識家庭成員。若非如此，想要更了解家中生病的長者，多半是照顧者需要自己主動去找其他親友。往往因為不了解家庭成員的交友狀況，要找來原生家庭之外的人他們眼中的某某是怎麼樣的人難度很高。

不只讓病人沒有遺憾，讓照顧者也能說出心裡話

生前告別式，不只讓當事人有機會與愛的親友告別而已。對照顧者也能達到安慰的效果。當然有機會講出內心複雜的感受，就有機會為自己內心的疑問找到解答，心中跨不過的那道

檻也就不再阻礙你了。但更重要的是，生前告別式可以讓無論處在哪種關係、哪個家庭位置的照顧者，都得以跳脫自己的觀點，站在其他關係人的角度，去認識被照顧的人。在照顧者的其他親友談論著相處的點滴時，你可能會有點驚訝「什麼？他也有這樣的一面嗎？」也許嚴肅的父親，在朋友面前是風趣幽默的。也許在你眼中要求很多的母親，在朋友面前是一個隨和容易相處的人。

一場生前告別式下來，你會對所照顧的親人的認識又多了好幾層。你才發現，原來眼前這個恩怨未了的親人，面貌突然立體了起來，對方生命的顏色也突然變得鮮豔了。

如果自己有一天，可以預知死亡已經臨近。我想，我會願意用生前告別式的方法，公開和親友告別。

當事人以喜歡的方式說再見，照顧者也能慢慢放下

生前告別式，讓當事人得以清醒地參與自己的告別式，是當事人有機會選擇以自己喜歡的方式說再見的過程。整個經過，都可以自己決定，儀式流程、參與人員，決定是否要選用特定的宗教禮俗。喪葬禮俗要多複雜簡單、多豪華精省都由當事人全權決定。與一般的告別

式相較，生前告別式免去當事人離世後，留下的灰色地帶。

許多家庭，在大家長去世後，家族間人多嘴雜，群龍無首，各有各的意見。有些人想找助念團來幫忙，有些人想找牧師進行儀式，有些人想風光的為家人辦一場喪禮，有些人則揣度死者會不喜歡……喪禮究竟如何舉辦，很多家庭在事前都沒有問過當事人，以至於當事人無法有任何意見表示的時候，形成家屬間爭執的導火線。

生前告別式可以讓當事人，能保有最後的尊嚴與空間，自行決定要以什麼樣的方式跟世界說再見，在摯愛的親友心中保留什麼樣貌。沒有人喜歡留在親友內心當中的樣貌，是那個蠟黃僵直的自己。

生前告別式的精神，就在這裡，不論是當事人或是我們，都在告別式上交換了一些生命經歷，回頭繼續面對屬於自己的挑戰。將對死亡的恐懼轉化為認真生活的動力，將必死的遺憾無奈轉為溫暖力量，繼續前行。

這篇不對生病的人說，不對年長者說，而是寫給所有將殞的我們，都將成為照顧者的我們，記住生命的有限，以認真生活的態度為生命慶賀。

想超越死亡，就更該積極的活

有心理工作者，把病人死前的遺憾記錄下來，她發現每個人死前最後悔的事都差不多。

首先，是希望自己有勇氣為了自己真實的活著，完成自己的夢想，而不是去滿足別人的期待。

第二是，希望自己能有多一點時間經營家庭與婚姻，而不是埋首於工作中，喪失了相處的時光。

第三點是，希望自己能夠更有勇氣表達內在的感受，即使是那些很痛苦的情緒，他也希望能夠講出來，有機會讓身旁的人知道，也許就能有不一樣的關係品質。

第四點是，保持和老朋友的聯繫，不讓時空阻隔友情。

最後一點，是如果人生能重來，這次他會選擇讓自己過得更快樂，不花太多時間在擔心無法改變的事情，而是盡可能的讓自己開懷。

其中第二點到第四點的遺憾與人際關係有關，第一點和第五點則和將死之人與自己的關係有關。這五點，也許能給我們一點線索——若要活得沒有遺憾，就要真實的面對自己與周遭的人，把握與身旁所有人每一次的相處時間！

寫下你的心情，讓自己放鬆一下。

擦乾眼淚，就能看見逝者餽贈的禮物

親人離世，悲傷是無法避免的，也請不要迴避或壓抑。不久之後，你就會看到離世者為你留下的禮物。

安亞的父親上個月在病床上嚥下最後一口氣。結束喪假後回到工作崗位的頭幾天，仍看到她素淨著一張臉，以及因為哭而滿布血絲又紅腫的雙眼。知情的同事們，上班時只能不動聲色的遠遠對她的背影投以祝福的眼光，直到大家打了卡下班，才能夠上前去給她一、兩句安慰和擁抱。

安亞的爸爸，大約在半年前確診為肺癌，在那之前雖有咳嗽症狀，以為只是一般的老人咳，應該沒事的。也到醫院照了幾次胸部X光，但奸詐的癌細胞隱身在骨頭交接處，無法即時發現。直到最後的痰液檢查，才發現痰裡已經有轉移來的癌細胞，但為時已晚。癌細胞已經長大到四公分左右，早已錯過治療的黃金階段。

到了晚期，安亞父親已經出現肺癌的肋膜積水，只能選擇在醫院作安寧療護。母親去世的早，哥哥又在外縣市上班，她是家中僅存的女兒，沒有第二句話地接下照顧重擔。

為了想多花時間陪父親，安亞幾個月前差點就不顧一切辭職了。當時有過照顧經驗的同事聽到她這樣說，趕緊提供自己的經驗，才打消辭職的衝動。

同事是這樣說的：

「這個歷程會走多久，沒有人能肯定，就連醫師有時也會誤判情勢。現在醫療這麼發達，沒準爸爸生命會更長。你現在把工作辭了，如果要妳照顧個三、四年，經濟上就無法像現在一樣寬裕了……對吧？我知道妳是想『孝順』爸爸，多陪爸爸一點……但妳一定也想給爸爸好一點的照顧品質，不要衝動之下行事……」

安亞說陪在病床的最後幾天，她一直在父親耳邊對意識彌留的父親喊話：「爸爸你要撐下去，你不是答應我，要來看我比賽的嗎？你要撐下去，我也會撐下去！」聽她說這段話，辦公室的同仁都紅了眼眶。雖然照護決定，離職與否並非旁人能夠干預干涉的。不過，這幾天在辦公室裡看著她的背影……我真心認為，還好她當時沒有在一時衝動下辭職。

親人離世時，照顧者的角色也會一起消失

親人辭世，對照顧者而言不僅只是一個哀傷的事件，還是一個迫使照顧者必須重新定義自我、自我與世界關係的挑戰。

生命的早期，生活環境單純、角色單純，懵懂之際開始理解我們是誰的兒女，相應的，外在環境會有人告訴我們：「要乖喔！」、「要聽話」、「不要讓爸媽太操心，要孝順喔！」這些話逐漸被我們內化後，成為我們在兒女角色上對待父母的準則。後來，我們開始到學校學習，學生角色加入，相對應的角色是老師，大部分的我們會試圖融入學校的規則，認真交作業、上課專心學習、分組時要合作……讓自己儘可能成為模範學生。

從求學到出社會的階段，我們生命初始階段被賦予的子女角色逐漸淡化。直到有一天，角色逆轉，不再是我們需要父母，而是父母需要我們更多的這時候，子女角色，又會再度強調。

角色是相對的，當對角不存在時，我們的某個角色也就失去、卸下了。安亞父親過世後，她自然失去了女兒的角色，失去了女兒角色帶來的照顧義務與責任。

許多需要長期照護的家庭中，經常可見一個過度認同家庭角色的成員，把生命都付出在照顧家人上，沒有自己的生活重心。而且，事實上不是只有需要被照顧的人會依賴照顧者，照顧者也會依賴需要被照顧的家庭成員。

在這樣的認同之下，照顧者不會覺得自己是犧牲奉獻，或是覺得失去自我。覺得自己是心甘情願這麼做的，但是一旦所照顧的親人逝世後，就會感覺生活頓失重心、不知道過去的付出究竟換來什麼。如同安亞在失去所照顧的父親之時，彷彿是頓失所依，頓失生活重心，那份失落應該如何安放？自我又該如何定位？這個時候，照顧者容易失去意義和目標，會被迫面對一連串的自我懷疑危機。全職留守家中照顧親人的家庭成員，情況會比保有工作、擁有姻親家庭者來的更加嚴重。

關係失落的議題，最終都會挑戰到自己是誰？活在世上的意義又是什麼？照顧者在親人過世後，一定會先面臨憂傷、哀慟的情緒，而後必須要重拾自己對自己的認同，恢復自己與外在世界的聯結。

已逝親人與你的角色關係，雖然已經結束，但在心理上，是永遠存在於回憶中的。回顧你與逝者的相處點滴、記錄或說出當時的想法和感受，將這些情感做一個整理。更重要的是，試著在其中找到自己在照顧關係中的收穫。

回顧照顧過程，也許會發現療癒的美好

照顧病人固然辛苦，但也許對你們而言，得以擁有一些其他親人不能夠擁有的開心時刻，而你目前的傷心也是因此而來；或者，照顧過程中，你有機會與逝者解開埋藏多年心中的情結，雙方的內心不再懷有遺憾。

這次，許多人會回想起小時候受到父母照顧的經驗，與父母相處的點滴。無論過去經驗是好是壞，都會有一部分的照顧者選擇用孝親的方式，陪伴父母走過人生最後階段。有些照顧者，甚至會期待把這個陪伴和孝親的歷程，當作是自我修復、自我療癒的一個歷程。

「我不想爸媽這樣遺憾地死去……不，應該說，是我不想在父母過世後有遺憾。因為到時候連和解，我都不知道要跟誰和解了。」許多在父母生病之際，陪伴在父母身側，擔任照顧者角色的子女，表面上看起很像是被孝順枷鎖牢牢套住的人，但心理上，卻可能都處在不同階段。

也許是還沒釐清早年與父母的實質或心理衝突，對目前生命的影響，只是嘗試做出孝順的行動，想一筆勾消早年的經驗，以逆來順受的方法在對待父母親，壓抑內心的痛苦……也可能他們還在等待一個父母親的道歉，希冀父母親到了晚年後，能夠對早年對待自己的方法有所悔悟，並且因為看重自己孝親的付出，能夠改變兩者的互動。當然也有子女，心理上已經走過這些階段，到了能夠自在選擇距離與付出行動的時候，不會被孝順二字控制，也沒有所謂孝順枷鎖的負擔。即使角色消失，關係卻是永存。

親人的禮物，就是讓你重新認識自己

失去親人後，也總是會花很長一段時間去經歷悲傷的過程，整理與這位逝世的親人在生前糾結的親情關係。

有些人會問：「如果我都沒有那些糾結，該怎麼辦？」

暫且假設你並非要迴避這個困難的人生問題，而是真的就有個幸福的童年，快樂的原生家庭。那麼我會說：「好棒，那正好可以當作一個認識自己的機會。」重建自我認同，從回顧與已逝親人的關係開始。走過的足跡，刻劃了我們是怎樣的一個人，踩踏出我們的自我認同。

重建自我認同的另一項目的是，為了協助你以新的樣貌和未來聯結。以新的樣貌和世界連結，是逝者離開後的另外一項重要課題。角色義務雖然隨著親人逝世而結束，但自我認同卻應該立基在過往所擁有的一切上面繼續擴展。

有些人，可能是了悟生死，覺得應該把握僅存的時光享受歡聚的時刻；有些人，可能想把擔任照顧者的經驗擴及到其他非血緣關係的族群身上，發揮大愛利己利他；有些人，可能創業了，把照顧家人時候烹調的功力發揮在養生食品上。

如果你真的一點想法也沒有，不妨問問自己：「已逝的親人希望你用怎麼樣的態度繼續活下去？他希望你能夠怎麼過自己的生活？」我相信，這會為你帶來既深刻又有創意的答案。

將擔任照顧者的經驗，轉化為新的動能，讓你持續保有對生活的希望、目標與意義感，就是這段關係結束後，你能為自己帶來的最好禮物了。

後記——心理師也這樣做

「心理師是不是要經常聽別人吐苦水，是很辛苦的工作啊？」

「心理師接收這麼多負能量，你們不會瘋掉嗎？」

「你平常都怎麼處理這些負面情緒啊？聽多了不會受到影響嗎？」

自從成為心理師以來，這三個問題，我很常被問到。如果發問的人是家人，多半都是帶著擔心，眉頭通常也深鎖著，巴不得我快點轉行不要再繼續走這條路。如果提問的人是朋友，則多半帶著驚訝的表情，尤其當對方知道我一天要接多少個案、一週要聽多少人跟我說心事的時候。

實話說，擔心是肯定的，驚訝也是必然的。因為我自己，也經常覺得心理師這份工作，如果沒有強大的情緒過濾能力、情緒代謝能力，絕對無法走得長久。

這本書的讀者，多半都是擔負家中長期照顧任務的照顧者。你在做的事，實際上和心理師在做的事情相當類似，只不過心理師是有專業界線的照顧者，我們與來談者的關係界線比較明確。但是，長照領域的照顧者，則多半不具有自我覺察、迅速切換心境的專業能力，也不具備可以彷彿靠近，實際上卻不過度涉入的客觀身分。

畢竟，照顧者面對的大多都是自己的父母或伴侶，而不是一個全然客觀的個案。若是要求照顧者保持超然的心情，未免也太不切實際，也不近人情。在家庭糾結中陷得愈深的照顧者，往往愈難掙脫孝順枷鎖，一直在對父母忠誠和自己的人生中拉扯。一部分的自己很渴望活得自在灑脫，甚至也羨慕能夠活得精彩漂亮的手足。然而，一部分的自己卻總是放不下父母，即使要飛也飛得不夠痛快。

就在這種孝順枷鎖中，讓自己活得好糾結。

解開心裡的糾結，先從自己開始

如何解開這個結，請你先從自我覺察開始。如果決定不是被潛意識推著走，就足夠了。

什麼叫做被潛意識推著走呢？

最簡單的方法，就是請你回想一下，通常當你在面對父母的需要時，是覺得自己有選擇？還是沒有選擇，只能付出、只能照顧？如果你的答案是後者，也許你就是在沒有全盤考量下，被潛意識、家人間糾結的情感與自己的期待，直接推到照顧者的位子上了。

沒有充分時間、空間思考而被迫需要立刻回應照顧需要的你，更需要思考第二個問題。通常你在面對父母的照顧需要時，是先評估自己現在的身心狀態，能不能提供父母照顧的需要？還是，你通常不顧自己的身心狀態，先滿足父母再說？

假如你選擇，先照顧了父母後，你會記得回頭過來照顧自己嗎？還是每次都在一種，沒有時間空間照顧自己，就必須立刻又衝入照顧現場救火的緊張狀態呢？

若是上面這幾個問題，你總是選擇父母在先，可以肯定你就是被孝順枷鎖壓到喘不過氣來的照顧者了。

● 自己很重要，開始身體力行照顧自己

留在家中照顧父母的你，永遠是最有勇氣的那一個。但也請不要以為自己的人生只能與照顧這件事情捆在一起，只被孝順來定義自己的位置。你的人生，永遠是有選擇的。即使你一開始做了照顧父母的決定，也不代表你之後不能讓其他人來分擔你的照顧份量。也不代表你決定讓父母接受專業機構照顧時，就是不孝的。

照顧者一天二十四小時，一年三百六十五天的照顧家人身體心理的需求，面對到的壓力是比心理師專業更大、更長期的。值得反思的事，所有人都認為心理師的工作應該很耗費心力，為了提供有品質的心理照顧服務，應該很有方法能幫自己的身心排解壓力。卻沒有人從這個角度，思考過照顧者該面對的議題。

你一定了解需要長期照護的父母很重要，所以你才留下。但眼中只有父母、被孝順枷鎖困住的你卻忘了，自己更重要！

因為你讓自己過的好，被照顧的父母才會好。

因為你為自己保持健康，被照顧的父母才安心，不會永遠認為自己是你的包袱。

因為你快樂，被照顧的父母才能從你的笑容中感染快樂。

因為你不虧待自己，被照顧的父母才能大方的享受你對他們的付出與慷慨。

千萬千萬不要以為虧待自己、苦毒自己，才是和被照顧的父母們同甘共苦。以下是幾個我也奉行的方法，希望在照顧現場的你，也跟著一起試試看，可以讓你的身心靈，可以更完全地得到滋養。

第一招：飲食可以簡單，但是絕對不能隨便

身體為一切之本，顧好身體才有力氣長期抗戰！飲食是養生之源，食補勝過藥補。

愈忙愈要在意飲食品質。蔬菜水果與適量的蛋白質，都是有能量的食物。請你在吃東西的時候，仔細地覺察自己的身體狀態，在你吃了有營養的食物時，身體一定會告訴你它是舒暢、舒服，可以輕鬆呼吸的。忙碌時，可以吃得簡單，但不能吃得隨便。所有空熱量，只是為了開心而吃的食物，比如：炸雞、薯條或漢堡等等速食，可以盡量捨棄。吃了只會對身體有負擔，內心也會因為沒有吃到身體所需的營養反而多了脂肪而感到罪惡。電鍋料理，最推薦給忙碌的照顧者的料理方式。出門前只要按下電鍋按鈕，回來後就能吃到香噴噴、熱騰騰的食物。因為是自己親手做的，料理最忠於原味，不怕有任何額外添加。有能量的食物，才

能提供身體修復的養料！

第二招：睡眠品質要顧好，床上不能胡思亂想

照顧者多半會有失眠問題，因為生活中要忙碌的事情太多，有空的時候太少，除了躺上床睡覺的那一刻，幾乎無法有時間思考這些。照顧者拖著疲累的身軀上床後，突然想到明天還有什麼事情該忙，還有什麼事像沒做完。會習慣在床上思考明天的計畫、反省今天發生的事情哪裡做得不夠好。一旦想到這些事，情緒會是焦慮、亢奮或負面憂鬱的。這個狀態會啟動交感神經系統的運作，抑制了促進睡眠的副交感神經發揮功能，讓睡眠的放鬆情緒被打斷，自然無法順利入睡。

更嚴重的是，長期躺在床上思考的結果，會讓床鋪成為一個複雜的連結，不僅只有睡眠，還包括了各種焦慮與複雜情緒。在失眠循環形成後，你甚至會想到上床睡覺，就感到壓力，因為你害怕今天晚上也不能順利入睡。不能擁有良好的睡眠品質，長期下來免疫能力下降，人容易生病也無法感到開心的。

所以為了自己好，請盡量把該思考的事情，都在躺上床之前思考完畢，該寫的都寫下來。

不要在床上想東想西，阻礙自己良好的睡眠喔！

第三招：抽空運動，不是勞動

照顧者多認為自己一天上班、協助病患上上下下、往來接送，感覺身體累翻了就是動夠了，但事實上並非如此。勞動並非運動，身體需要的是心肺鍛鍊、肌力訓練，這些東西只有刻意讓自己撥出時間做才能夠體會到體力上升、抗壓能力提高。運動效果，絕對不是勞動可以取代的！運動還有另外一項好處，是透過鍛鍊強度不斷提升，也訓練自己的心理意志力。

也許你會反駁：「太累的時候運動只是消耗元氣」這樣的說法並非全錯，但如果你是愈休息愈累，從來不會從休息中得到恢復，也許你真的該嘗試讓自己做一些強度高一點的運動，搭配充分的休息，才是最適合你的運動節奏。

運動同時可以提升心理意志力與睡眠品質，真的不該吝嗇給自己的身體一些時間。

第四招：定期晤談，允許自己可以脆弱

照顧者經常誤以為可以跟身邊親友聊聊天就可以取代心理師，但我更常聽到照顧者在維持這樣的人際模式一陣子後，開始找不到人能夠聊天。因為照顧者身邊的人際網絡，已經知

道照顧者會跟自己抱怨許多，偶爾講講可以，只是沒有一個非專業人士可以長期承受這種負面訊息。

請你找一個可以信任的專業，進行定期晤談，允許你有時間可以脆弱！脆弱完全不是認為人生無望，而是重新找到希望。

第五招：留時間給自己

許多照顧者對自己很吝嗇，一講到時間，就覺得不夠用，不能再挪出更多去會談、照顧自己的情緒。但愈忙愈要讓自己有時間可以緩衝，心理治療只是在幫助來談者創造一個習慣，能夠定時清理自己的情緒，會談的目的是讓來談者學習處理情緒的能力，不會讓情緒隨處爆炸！然而，面對有些不能了解的問題，你需要信仰體系。

第六招：堅定信仰

信仰能夠幫助解決存在的議題，當人在問生命為什麼如此折磨人時，堅定的信仰能幫助回答這個問題。無論是永生觀、輪迴觀，只要人在其中能夠找到對自己狀況解釋，並且願意讓自己接受和面對生命的課題，就是信仰能提供的協助。

第七招：能相扶持的群體

一群能夠一起前進的人，通常在信仰體系內能夠找到。當你能夠有智慧分辨哪些人是真實在信仰裡獲得生活的力量，而不是為了其他目的加入某信仰體系時，你就能從他們身上得到彼此扶持的力量，能夠繼續前進。一個人的擔子是重的，一群人一起即使仍舊是自己面對，擔子也會輕省很多。

和大家分享心理師的自我照顧的七招，請所有照顧者一起身體力行。身，永遠是根本，心，則是長期抗戰的燃料，而難以理解的問題，你需要信仰。執行上，不是很容易，因為人有定見，人有惰性。

如果你需要一雙可以領你一起前進的手，歡迎你來找我，我願意陪你，一起前進。

附錄——照顧者專屬，幫得上忙的各方資源

願意放下一切照顧親人的你，在照顧家人之餘，也別忘了有許多資源可以幫助你，目前政府的長照政策，可以提供照顧者許多的支援，每項服務會依照收入程度，有不同額度的給付。

1．照顧及專業服務

這個項目又可分為居家照顧、社區照顧以及專業服務三大項，都可以透過申請取得服務。

居家服務範圍為身體照顧服務、家務及日常生活照顧服務。身體照顧服務包括：協助沐浴、穿換衣服、進食、服藥、口腔清潔、如廁、翻身、拍背、肢體關節活動、上下床、陪同散步、運動、協助使用日常生活輔助器具等等。

家務及日常生活照顧服務包含了換洗衣物之洗濯與修補、案主生活起居空間之居家環境清潔、家務及文書服務、陪同或代購生活必需用品、陪同就醫或聯絡醫療機關（構）、其他相關之居家服務。

社區照顧以社區整合型服務中心（A）、複合型服務中心（B）與巷弄長照站（C）

三種形式，就近提供更便利的照顧服務。簡單列舉各縣市一至二家A型整合服務中心，供大家參考，還有其他各級服務中心，都可以透過網路或長照專線取得資源！

基隆市中正區：第一日照　電話：02-2422-5570

臺北市士林區：基督教靈糧世界佈道會士林靈糧堂　電話：02-28381571

臺北市萬華區：臺北市立心慈善基金會　電話：02-23361500

新北市新莊區：新北市私立雙連社會福利慈善事業基金會　電話：02-85217872

桃園市復興區：復興區衛生所附設居家護理所　電話：03-3822325

桃園市楊梅區：紅十字會桃園縣支會　電話：03-3327609

新竹市北區：財團法人天主教耶穌會新竹社會服務中心　電話：03-5224153

新竹縣湖口鄉：五福社會服務協會　電話：03-5908205

苗栗縣大湖鄉：財團法人大千社會福利慈善事業基金會　電話：037-990098

臺中市大甲區：財團法人臺灣省私立永信社會福利基金會　電話：04-26760160

彰化縣彰化市：財團法人切膚之愛社會福利慈善事業基金會　電話：04-7285420

南投縣埔里鎮：財團法人愚人之友社會福利慈善事業基金會　電話：049-2918500

台南市中西區：財團法人台南市基督教青年會社會福利慈善事業基金會
電話：06-3583000

嘉義市東區：嘉義基督教醫院 電話：05-2765041

雲林縣斗六市：社團法人雲林縣老人福利保護協會 電話：05-5516286

嘉義縣嘉義市：財團法人私立天主教中華聖母社會福利慈善事業基金會
電話：05-2778388

高雄市新興區：財團法人高雄市郭吳麗珠社會福利慈善事業基金會 電話：07-2226289

高雄市茂林區：茂林區衛生所 電話：07-6801046

屏東縣屏東市：屏東基督教醫院 電話：08-7368686

宜蘭縣頭城鎮：頭城鎮衛生所 電話：03-9771034

花蓮縣花蓮市：門諾會醫院 電話：03-8241234

臺東縣臺東市：臺東聖母醫院 電話：08-9322833

臺東縣鹿野鄉：一粒麥子社會福利慈善事業基金會 電話：089-580632

澎湖縣馬公市：財團法人平安福利慈善事業基金會附設澎湖縣私立馬公綜合式服務類長

期照顧服務機構 電話：06-9218352

2．交通接送服務與出院準備服務

協助長輩就醫或前往醫療院所復健的接送服務，採單趟申請。出院準備服務則適用於正在住院中的長者，可直接詢問院方是否有此項服務，可在院內時就進行長照服務評估，出院後可以快速取得各項長照服務。目前全台有一百六十家醫院有提供此項服務。

3．輔具與居家無障礙環境改善服務

家中有需要長期照顧的家人時，多半會使用到各項輔具，目前各項需求輔具皆有詳細規範，可購置或是租借。此外，也提供居家無障礙設施改善服務，協助評估居家環境安全，更適合需要長期被照顧的家人。可先參考衛福部輔具資源入口網：newrepat.sfaa.gov.tw

4．喘息服務

可分為居家喘息與機構喘息。居家喘息為安排照顧服務員至家中提供照顧服務，讓照顧者能有短暫的休息。機構喘息則是全日需要被照顧的家人，到特約機構接受照護。

給需要照顧失智症家人的你

需要照顧失智家人的家庭，可以透過以下資源地圖，看看家附近有沒有哪些鄰近的失智

照護的醫療院所或組織，讓你的照顧之路擁有更多支持。

失智照護服務資源地圖：https://www.dementiaservicemap.com.tw/

每一位照顧者都該知道的長照 2.0

目前政府也都注意到了長照的需求，也從照顧者的角度出發，現在更整合成一個單一窗口，一通電話、一個網站，就可以連結到各方資源，非常友善。

長照 2.0 網站：1966.gov.tw

可串連各縣市資源，以及了解政府提供哪些長照服務。

長照服務專線：1966

週一到週五：早上八點半到中午十二點：下午一點半到五點半手機或市話皆可直撥「1966」，前 5 分鐘免費。

＊資料若有更新或異動，皆以各單位公告為主。

不只是孝順，我想好好陪您變老

解開照護枷鎖，心理師教你照顧父母之餘也能好好照顧自己

作　　者　艾彼
編　　輯　徐詩淵
校　　對　艾彼、徐詩淵、鍾宜芳
美術設計　曹文甄

發 行 人　程顯灝
總 編 輯　呂增娣
主　　編　徐詩淵
編　　輯　林憶欣、黃莛勻
　　　　　林宜靜、鍾宜芳
美術主編　劉錦堂
美術編輯　曹文甄、黃珮瑜
行銷總監　呂增慧
資深行銷　謝儀方、吳孟蓉

發 行 部　侯莉莉
財 務 部　許麗娟、陳美齡
印　　務　許丁財

出 版 者　四塊玉文創有限公司
總 代 理　三友圖書有限公司
地　　址　106台北市安和路二段二一三號四樓
電　　話　(02) 2377-4155
傳　　真　(02) 2377-4355
E-mail　service@sanyau.com.tw
郵政劃撥　05844889 三友圖書有限公司

總 經 銷　大和書報圖書股份有限公司
地　　址　新北市新莊區五工五路二號
電　　話　(02) 8990-2588
傳　　真　(02) 2299-7900

製　　版　興旺彩色印刷製版有限公司
印　　刷　鴻海科技印刷股份有限公司

初　　版　二〇一九年〇一月
定　　價　新台幣二九〇元
I S B N　978-957-8587-56-4（平裝）

國家圖書館出版品預行編目 (CIP) 資料

不只是孝順，我想好好陪您變老：解開照護枷鎖，心理師教你照顧父母之餘也能好好照顧自己 / 艾彼著 . -- 初版 . -- 臺北市：四塊玉文創，2019.01
　面；　公分
ISBN 978-957-8587-56-4(平裝)

1. 長期照護 2. 通俗作品

419.71　　107022695

SANYAU
http://www.ju-zi.com.tw
三友圖書
友直 友諒 友多聞